CLINIQ

OPHTHALMOLOGIQUE

DU

Docteur BADAL

Ex-Professeur libre d'ophthalmologie à Paris. Lauréat de la Faculté de médecine
Chargé du Cours d'Ophthalmologie à la Faculté de médecine de Bordeaux
et de la Clinique annexe (Hôpital Saint-André)
Chevalier de la Légion d'honneur

I. INTRODUCTION DU SYSTÈME MÉTRIQUE EN OPHTHALMOLOGIE. — II. DESCRIPTION DES INSTRUMENTS QUI ONT OBTENU LE PRIX BARBIER. — III. ÉTUDE SUR L'ÉTIOLOGIE DES MALADIES DES VOIES LACRYMALES. — IV. LETTRE SUR LA CATARACTE. — V. CONSIDÉRATIONS GÉNÉRALES SUR LES MALADIES DES YEUX, DANS LEURS RAPPORTS AVEC LES AUTRES MALADIES. — VI. RECHERCHES D'OPTIQUE PHYSIOLOGIQUE. — VII. LEÇONS SUR LES CATARACTES CAPSULAIRES. — VIII. CONFÉRENCES CLINIQUES ET OBSERVATIONS.

Avec 14 figures dans le texte.

PARIS

V. ADRIEN DELAHAYE ET Cie, LIBRAIRES-ÉDITEURS

PLACE DE L'ÉCOLE-DE-MÉDECINE

—

1879

CLINIQUE

OPHTHALMOLOGIQUE

INSTRUMENTS DU DR BADAL

CLINIQUE

OPHTHALMOLOGIQUE

DU

Docteur BADAL

Ex-Professeur libre d'ophthalmologie à Paris. Lauréat de la Faculté de médecine
Chargé du Cours d'Ophthalmologie à la Faculté de médecine de Bordeaux
et de la Clinique annexe (Hôpital Saint-André)
Chevalier de la Légion d'honneur

I. INTRODUCTION DU SYSTÈME MÉTRIQUE EN OPHTHALMOLOGIE. — II. DESCRIPTION
DES INSTRUMENTS QUI ONT OBTENU LE PRIX BARBIER. — III. ÉTUDE SUR
L'ÉTIOLOGIE DES MALADIES DES VOIES LACRYMALES. — IV. LETTRE SUR LA
CATARACTE. — V. CONSIDÉRATIONS GÉNÉRALES SUR LES MALADIES DES
YEUX, DANS LEURS RAPPORTS AVEC LES AUTRES MALADIES. — VI. RE-
CHERCHES D'OPTIQUE PHYSIOLOGIQUE. — VII. LEÇONS SUR LES CATARACTES
CAPSULAIRES. — VIII. CONFÉRENCES CLINIQUES ET OBSERVATIONS.

Avec 14 figures dans le texte.

PARIS

V. ADRIEN DELAHAYE ET Cie, LIBRAIRES-ÉDITEURS

PLACE DE L'ÉCOLE-DE-MÉDECINE

—

1879

PUBLICATIONS DU MÊME AUTEUR

Nouveau procédé d'extraction de la cataracte, sans iridectomie. (Communication à la Société de Biologie, 1877.)

Leçons pratiques d'Optométrie. (Bulletins mensuels de la Clinique ophthalmologique du Dr Badal, 1877.)

Détermination expérimentale du centre de réfraction de l'œil. Nouvel ophthalmomètre. (Communication à la Société de Biologie, 1877.)

Blessures de l'œil, amputation de l'hémisphère antérieur, énucléation du globe, prothèse oculaire. (Gazette des hôpitaux, 1878.)

Luxation traumatique des deux cristallins, complète à droite, avec déchirure de l'iris, et chute de la lentille dans le corps vitré; incomplète à gauche, suivie de cataracte. (Union médicale, 1878.)

Conférences d'Optométrie faites à l'École pratique de la Faculté de médecine de Paris. (Gazette des hôpitaux, 1878.)

Méthode nouvelle pour le diagnostic rétrospectif de la réfraction, après l'extraction du cristallin et, d'une façon générale, dans l'aphakie. (Annales d'occulistique, 1878.)

CLINIQUE
OPHTHALMOLOGIQUE

I

INTRODUCTION DU SYSTÈME MÉTRIQUE EN OPHTHALMOLOGIE

Les instruments d'optique dont la description occupe la première partie de ce livre, sont gradués en dioptries ; les plus importants ont reçu en outre une graduation en pouces qui en permet l'emploi aux médecins peu habitués aux nouvelles mesures. Néanmoins, comme j'aurai exclusivement recours à l'avenir au nouveau système de numération, il m'a paru indispensable de dire en quoi il consiste, par quoi il diffère de l'ancien système, puis de montrer comment on passe d'un système à l'autre.

ANCIEN SYSTÈME DE NUMÉROTAGE

Dans ce système, les verres bi-convexes et bi-concaves sont désignés par un numéro qui exprime leur rayon de courbure en pouces, le signe positif (+) étant attribué aux lentilles convergentes, le signe négatif (—) aux lentilles divergentes.

La lentille unité est la lentille convergente de 1 pouce de rayon : elle porte le numéro $+ 1$; la lentille de 2″ porte le numéro $+ 2$, et ainsi de suite, quel que soit le nombre de pouces. La lentille divergente de 1″ de rayon est numérotée $- 1$, celle de 2″ : $- 2$, etc. Enfin, les divisions du pouce, au lieu d'être indiquées en *lignes*, sont exprimées par des nombres fractionnaires tels que $\frac{1}{2}$, $\frac{1}{3}$, $\frac{1}{4}$, etc. C'est ainsi qu'on trouve dans les boîtes d'essai les numéros 2 $^{1}/_{4}$ (*deux pouces un quart*), 2 $^{3}/_{4}$, etc.

Ce système de numérotage présente de nombreux inconvénients :

1° Le pouce, pris comme unité de longueur, n'est pas une mesure internationale, puisqu'il varie d'un territoire à l'autre : le pouce de Paris, le pouce anglais, le pouce prussien, etc., diffèrent tous entre eux.

Ainsi :

	mm.
1″ de Paris	= 27,07
1″ anglais	= 25,40
1″ autrichien	= 26,34
1″ prussien	= 26,15

Pour comparer les observations prises en différents pays, il faut donc avoir recours à une table de réduction.

2° Le centre de courbure des surfaces ne coïncide pas tout à fait avec le foyer principal, le numéro des lentilles n'indique donc pas exactement leur distance focale. Pour qu'il en fût ainsi, il faudrait que l'indice de réfraction du verre employé par les fabricants fût égal à 1,50.

Cela est facile à comprendre.

La longueur focale F d'une lentille sphérique concave ou convexe dont les deux faces ont le même rayon de courbure peut être exprimée, si l'on ne tient pas compte de l'épaisseur du verre, par la formule très-simple :

$$F = \frac{R}{2\,(n-1)}$$

dans laquelle R représente le rayon et n l'indice de réfraction du verre.

Pour que F soit égal à R, il faut que $n-1$ soit égale à 0,50; que, par conséquent, n soit égal à 1,50.

Or l'indice de réfraction du crown-glass est en moyenne de 1,53. Il en résulte que la lentille de 1″ de rayon, au lieu d'avoir aussi 1″ de foyer, soit 27 millimètres, n'en a en réalité que 25 1/2 environ, et que, pour avoir 1 mètre ou 37″ de foyer, une lentille doit avoir 39″ de rayon de courbure.

Ce qu'il y a de plus fâcheux, c'est que l'indice de réfraction du verre varie d'une fabrique à l'autre, de telle sorte que ni l'oculiste, ni même l'opticien, ne savent quelle est exactement la longueur focale d'une lentille dont le rayon de courbure leur est connu.

Pour ne rien exagérer, il convient de dire cependant que la différence, dans les limites où elle se meut, est en général insignifiante.

3° Un autre inconvénient de l'ancien système de numérotage, c'est que le numéro d'une lentille, par cela même qu'il exprime, ou à peu près, sa longueur focale, est en raison inverse de sa puissance réfringente.

Il résulte de là que la force réfringente des différents verres de la boîte est nécessairement exprimée, ou, si l'on veut, mesurée par un nombre fractionnaire variant de $\frac{1}{2}$ à $\frac{1}{72}$, le verre de 2″ étant le plus réfringent, et celui de 72″ le moins réfringent de ceux qui garnissent les boîtes d'essai. Quant au numéro 1, de 1″ de rayon, qui représente l'unité de réfraction, il est trop fort pour être utilisé en oculistique.

Dès lors, si l'on a besoin de connaître exactement la somme ou la différence des forces réfringentes de deux lentilles, on est obligé de faire un calcul de fractions avec réduction au même dénominateur.

La règle à calcul de Javal, qui donne une approximation suffisante pour la pratique, dispense, il est vrai, d'employer la plume ou le crayon, mais il est fort incommode d'avoir à recourir sans cesse à cet instrument.

Aussi les oculistes avaient-ils reconnu depuis longtemps la nécessité d'une réforme. Après une étude approfondie de la question, le congrès médical international, réuni à Bruxelles en 1875, adoptait à l'unanimité le système suivant.

NOUVEAU SYSTÈME DE NUMÉROTAGE

Il est basé sur deux principes :

1° Substitution du mètre au pouce comme unité de longueur.

2° Numérotage des verres, non plus d'après leur rayon de courbure, mais bien d'après leur force réfringente, la lentille convergente de 1 mètre de foyer étant prise comme unité de réfraction.

Cette unité de réfraction a reçu le nom de *dioptrie*. Le numéro de chaque verre exprime donc le nombre d'unités de réfraction ou de dioptries qu'il représente. Ex. : le numéro + 2 est un verre de 2 dioptries positives, c'est-à-dire équivalant à deux verres de chacun 1 dioptrie qui seraient juxtaposés; le numéro — 3, un verre de 3 dioptries négatives, etc.

On obtient ainsi deux séries dites *métriques*, l'une positive, l'autre négative, dont les termes principaux sont les nombres entiers de 1 à 20, le verre de 20 dioptries étant le plus fort dont les oculistes puissent avoir besoin.

Pour avoir dans la nouvelle série les verres équivalents à ceux de l'ancien système dont la pratique a reconnu la nécessité (quelques-uns étaient superflus), on a dû en outre faire précéder le n° 1 de deux lentilles plus faibles que l'unité (0,50 et 0,75) et intercaler entre le n° 1 et le n° 6 un certain nombre de verres portant des numéros fractionnaires parfaitement réguliers du reste, au point de vue décimal, tels que 1,25; 1,50; etc.

Distance focale des verres métriques. — Puisque le numéro N d'une lentille métrique est l'expression de sa puissance réfringente et que la distance focale F est en raison inverse de cette dernière, on a :

$$F = \frac{1^m}{N}.$$

Ex. : pour la lentille $+ 5$, $F = \frac{1^m}{5} = 0^m,20.$

Pour la lentille $- 4$, $F = - \frac{1^m}{4} = - 0,25$, etc.

L'interprétation des signes est du domaine de la physique élémentaire.

Inversement — connaissant la distance focale métrique d'une lentille — son numéro, c'est-à-dire le nombre de dioptries qu'elle représente, sera donné par l'équation :

$$N = \frac{1}{F}.$$

Ex. : pour $F = + 0^m,33$, $N = + \frac{1}{0,33} = + 3.$

PASSAGE D'UN SYSTÈME A L'AUTRE

Pour passer d'un système à l'autre, il faut se rappeler :
1° que la nouvelle lentille unité, de 1 mètre de foyer, a
pour équivalent, dans l'ancien système, le verre de 39″ de
rayon (37″ de foyer); 2° que le numéro des lentilles métriques est en raison inverse de leur distance focale, contrairement à ce qui a lieu pour les anciens verres.

Dès lors, si l'on appelle N le numéro métrique, N′ le numéro correspondant en pouces, on aura :

$$N' = \frac{39}{N}, \text{ et } N = \frac{39}{N'}.$$

Ce qui signifie que : *Un numéro ancien ou nouveau étant
connu, pour avoir son correspondant dans l'autre système,
il faut diviser 39 par ce numéro* (1).

$$\text{Ex. : Si } N = 3, N' = \frac{39}{3} = 13.$$

$$\text{Pour } N' = 20, N = \frac{39}{20} = 2 \text{ environ.}$$

L'emploi de la nouvelle série n'exige ni table de réduction,
ni règle à calcul. Pour connaître la somme ou la différence
des pouvoirs réfringents de deux verres quelconques, en
d'autres termes, pour trouver le numéro de la lentille équivalant à l'ensemble de deux autres, il suffit, dans le premier
cas, d'additionner les numéros connus, et dans le second cas,

____

(1) Le chiffre exact est 39″,2. Si l'on admet avec Javal que, par suite d'un
défaut de fabrication, les verres du commerce ont souvent un rayon de courbure plus fort que celui indiqué par leur numéro, on voit qu'on peut, sans
grande erreur, considérer l'ancien verre de 40″ comme correspondant à la
lentille unité de 1 dioptrie, ce qui rend le calcul de tête un peu plus facile.

de retrancher le plus faible du plus fort. Ex. : la somme des pouvoirs réfringents des lentilles $+ 2$ et $+ 4$ est égale à $+ 6$; celle des lentilles $+ 5$ et $- 2 = + 3$; $+ 1,75 - 2,25 = - 0,50$, etc.

La nouvelle série offre en outre l'avantage d'une progression relativement régulière, ainsi que le montre le tableau suivant, dans lequel les numéros correspondants sont placés en regard les uns des autres :

Numéros anciens.		Numéros métriques.	
72	pouces	0,50	dioptries.
60	—	»	—
48	—	0,75	—
42	—	»	—
40	—	1	—
36	—	»	—
30	—	1,25	—
»	—	1,50	—
24	—	»	—
»	—	1,75	—
20	—	2	—
18	—	2,25	—
16	—	»	—
15	—	2,50	—
14	—	2,75	—
13	—	3	—
12	—	»	—
11	—	3,50	—
10	—	4	—
9	—	4,50	—
8	—	5	—
7	—	5,50	—
6 1/2	—	6	—
6	—	»	—
5 1/2	—	7	—
5	—	8	—
4 1/2	—	9	—
4	—	10	—
3 1/2	—	11	—
3 1/4	—	12	—
3	—	13	—
2 3/4	—	14	—

2 ¹/₂	—	....	15	—
»	—	....	16	—
2 ¹/₄	—	....	»	—
»	—	....	18	—
2	—	....	20	—

Dans la série ancienne, la différence entre les numéros 60 et 72 est égale à $\frac{1}{60} - \frac{1}{72} = \frac{1}{360}$; entre 60 et 48, à $\frac{1}{48} - \frac{1}{60} = \frac{1}{240}$, etc.; il est impossible par conséquent d'évaluer à première vue l'intervalle qui existe entre deux numéros consécutifs. Dans la série métrique, au contraire, la différence saute aux yeux : $0{,}75 - 50 = 0{,}25$; $4 - 3{,}50 = 0{,}50$, etc. On remarquera que cette différence est de 1/4 de dioptrie de 0,50 à 3; de 1/2 de dioptrie de 3 à 6; de 1 dioptrie de 6 à 16; et enfin de 2 dioptries de 16 à 20. Cette progression se rapproche autant que possible de celle de l'ancien système. Elle est nécessaire et naturelle, puisque la valeur absolue des distances focales décroît rapidement avec l'augmentation du pouvoir réfringent; aussi, pour les numéros très-élevés, une faible variation de distance entre le verre et l'œil produit-elle plus d'effet que si l'on augmentait ou diminuait la puissance réfringente de la lentille de 1 dioptrie. C'est pour ce motif que les numéros 17 et 19 ont été jugés inutiles.

Certains numéros d'une série n'ont pas d'équivalent dans l'autre. L'absence de numéros métriques correspondant à quelques numéros anciens n'aura aucune conséquence fâcheuse; la nouvelle série est assez riche pour suffire à contenter les yeux les plus sensibles à de faibles différences de réfraction. Du reste, un des avantages du nouveau système est de se prêter admirablement à la création de tous les numéros intercalaires possibles, au gré de l'oculiste : désire-t-on un verre intermédiaire entre le $+3$ et le $+3{,}50$, on prescrira le $+ 3,25$. A Paris, la fabrication de tel verre que l'on désire ne rencontre aucune difficulté.

Jusqu'à ce que les verres métriques aient remplacé partout les anciens verres, il sera prudent, pour éviter toute méprise de la part de l'opticien, de faire suivre dans les prescriptions : les numéros métriques de la lettre M ou D (*Dioptrie*), les numéros en pouces de la lettre P.

II

INSTRUMENTS NOUVEAUX

OPTOMÈTRE MÉTRIQUE INTERNATIONAL (1)

MESURE DE LA REFRACTION DE L'ACCOMMODATION ET DE L'ACUITÉ VISUELLES.

Choix des lunettes pour la vision de loin et de près.

Le choix des lunettes suppose la mesure préalable de la réfraction, de l'accommodation et de l'acuïté visuelles.

La méthode de Donders est celle à laquelle on a généralement recours pour cet examen.

Les inconvénients de cette méthode consistent dans la nécessité d'avoir à sa disposition une salle de 5 ou 6 mètres de longueur, convenablement éclairée, de prendre beaucoup de temps et de mettre fortement à l'épreuve la patience de l'examinateur, puisqu'il faut trouver empiriquement, et comme à tâtons, celui des nombreux verres de la boîte d'essai qui corrige le mieux la réfraction. Souvent ces verres sont sales, couverts de buée, mal numérotés ou changés de

---

(1) Présenté à la Société de chirurgie de Paris, le 16 février 1876 : « *Cet appareil réalise, sur tous ceux du même ordre, un progrès tel que l'on peut considérer comme résolue par lui la question pratique de l'optométrie.* » GIRAUD-TEULON.

place dans le casier : autant de causes d'erreur. Enfin, l'emploi de la boîte de verres exige un certain apprentissage qui en limite l'emploi aux oculistes, ou du moins à un très-petit nombre de médecins.

D'un autre côté, les échelles typographiques que doit lire le malade noircissent avec le temps, sous l'influence de la poussière, de la fumée, etc., et les caractères qui les composent ne tardent pas à devenir moins lisibles.

Si le sujet ne sait pas lire, ce qui arrive encore trop souvent, l'examen rencontre des difficultés presque insurmontables.

C'est pourquoi on a cherché de tout temps à substituer à l'emploi de la collection des lentilles d'essai, des instruments nommés *optomètres*, destinés à conduire, d'une façon presque mécanique, à la détermination du numéro des verres de lunettes.

On a construit ou proposé un grand nombre d'optomètres basés sur des principes différents. Qu'il nous suffise de dire que les efforts des inventeurs se sont surtout dirigés du côté des optomètres à une ou deux lentilles.

Les tentatives faites à diverses époques pour généraliser l'emploi de ces instruments n'ont eu qu'un médiocre succès. *Cela tient surtout à ce qu'aucun des optomètres connus jusqu'à ce jour ne permet la mesure de l'acuïté.* Nous expliquerons plus loin quelle en est la raison.

Aujourd'hui que partout, dans les conseils de révision de l'armée aussi bien que dans les salles de clinique, il est de règle, au moindre soupçon d'anomalie des fonctions visuelles, de mesurer à la fois la réfraction et l'acuïté, quelle peut être la valeur pratique d'instruments qui, sans dispenser le médecin d'avoir recours à la boîte de verres pour évaluer l'acuïté, *avec correction de l'amétropie*, viendraient s'ajouter au bagage déjà si encombrant de l'oculiste?

D'ailleurs, l'imperfection que nous venons de signaler n'est pas la seule qu'on puisse reprocher à ces instruments. Il suffit de jeter les yeux sur les plus récents et les plus perfectionnés d'entre eux pour y constater, en outre, les défauts suivants :

1° La mesure de la réfraction n'y est possible qu'entre certaines limites, insuffisantes même dans la pratique habituelle.

2° Une même différence de réfraction est mesurée aux différents points de l'échelle par des longueurs fort inégales, par conséquent avec des degrés de précision qui n'ont rien de comparable.

3° Comme conséquence de ce qui précède, la mesure de la myopie et celle de l'hypermétropie se font dans des conditions sensiblement différentes.

4° Le sujet en observation n'a d'autre guide, pour une mise au point exacte, que l'absence de tout cercle de diffusion des images, ce qui suppose un certain degré d'intelligence que n'ont pas tous les malades; tandis que dans mon optomètre il s'agit simplement de constater si l'examiné peut *lire*, oui ou non; ce qui est autrement simple et sûr.

Description de l'instrument.

Cet optomètre (fig. 1), se compose d'un tube cylindrique en cuivre de 30 centimètres de longueur environ, dont le pied est pourvu d'une hausse destinée à mettre l'œilleton exactement à la hauteur de l'œil. Le tube est uni à son support par une articulation permettant de donner à l'instrument toutes les inclinaisons possibles.

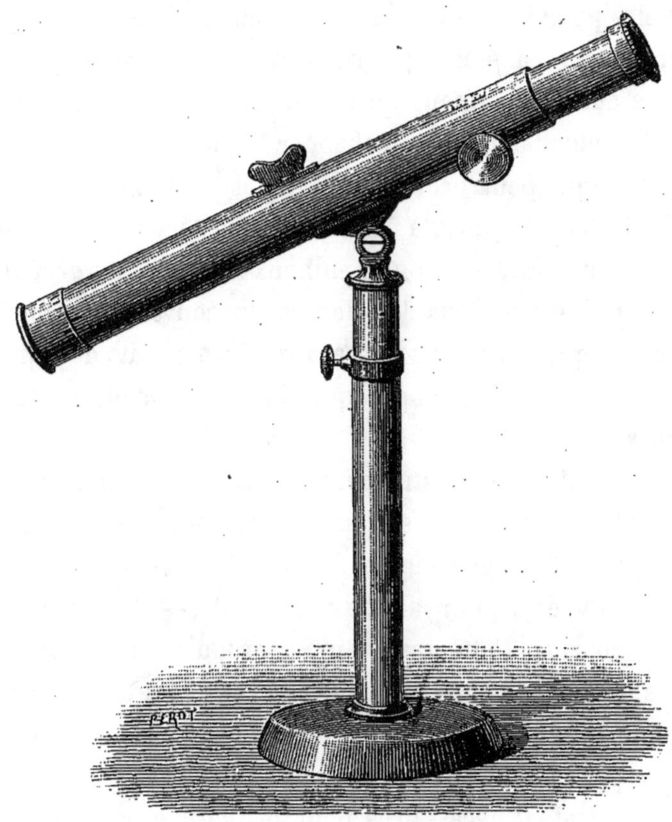

Fig. 1. — Optomètre.

Une lentille convergente de 63 millimètres de foyer est placée dans le tube, à une distance de l'œilleton précisément égale à sa distance focale.

En arrière de la lentille se meut, à l'aide d'un pignon et d'une crémaillère, une plaque de verre dépoli portant, à gauche, une réduction photographique des nouvelles échelles métriques de Snellen; à droite, des figures de cartes à jouer, pour les illettrés, et, entre les deux, un système de lignes parallèles pour la mesure de l'astigmatisme : le tout vu par transparence. La pièce qui renferme la plaque d'épreuve s'enlève aussi facilement qu'un objectif de microscope, et rien n'est plus facile que de changer la plaque.

Cette plaque peut occuper toutes les positions possibles, depuis la lentille jusqu'à l'extrémité postérieure du tube. Selon sa position, les rayons lumineux réfractés, *en arrivant à l'œil*, présentent tous les degrés de convergence ou de divergence qui correspondent aux différents états de réfraction statique ou dynamique que l'on peut avoir occasion d'observer.

La graduation de l'instrument, tracée sur la longueur du tube, est conforme au système métrique, définitivement adopté par le dernier congrès de Bruxelles, et part de $+ 15$ ($+ 2 \,{}^1/_2$ ancien), pour aboutir à $- 20$ ($- 2$ ancien), en passant par zéro. Cette graduation reproduit donc les numéros des nouvelles boîtes, à l'exception des cinq derniers numéros positifs, que l'on a bien rarement occasion d'utiliser dans la pratique; les cinq derniers numéros négatifs, au contraire, étaient nécessaires pour la mesure de la réfraction dans l'aphakie.

Pour l'astigmatisme, la graduation est faite sur la circonférence de l'ouverture postérieure du tube.

La construction de l'instrument repose sur les propositions suivantes :

1° *Une lentille de distance focale* f, *étant séparée du centre de réfraction de l'œil (point nodal) par une distance égale à f, un objet, quelle que soit sa position, est vu à travers cette lentille sous un angle visuel invariable, le même que si cet objet occupait la place de la lentille.*

La démonstration mathématique de cette proposition serait sans intérêt pour la plupart des lecteurs (1); une figure géométrique suffira :

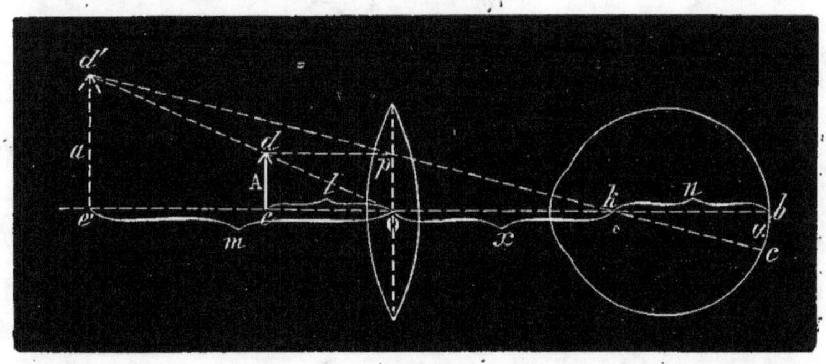

Fig. 2.

Soit $x = f$. (fig. 2). L'image rétinienne α n'est autre chose que l'image de a, qui est elle-même l'image de l'objet A. Pour avoir cette première image a, donnée par la lentille optométrique, un procédé connu est le suivant :

Joindre le point d au centre de réfraction o de la lentille.

Par le même point d mener une parallèle à l'axe jusqu'à la rencontre de la lentille en p; joindre le point p au point k, foyer principal de la lentille. Le point d', où les deux lignes od et kp prolongées se rencontrent, est l'image du point d. L'image du point e devant se trouver quelque part sur l'axe, et aussi sur la perpendiculaire à cet axe menée par le point d', sera donc en e'. On voit par là que si la grandeur de la première image a varie avec la distance de l'objet à la len-

____

(1) V. *Annales d'oculistique*, janvier-février et mars-avril 1876.

tille, l'angle $d'ke'$, lui, reste invariable. Or le point k, foyer principal de la lentille, étant aussi le centre de réfraction de l'œil, l'angle $d'ke' = bkc$, n'est autre que l'angle visuel sous lequel est vue l'image a. La seconde image, l'image rétinienne α, a donc une grandeur constante égale à

$$op\ \frac{n}{x} = A\ \frac{n}{f}.$$

On comprend qu'il n'en serait plus de même si le centre de réfraction de l'œil cessait de coïncider avec le foyer postérieur de la lentille.

Telle est la difficulté dont la solution, pourtant bien simple, a échappé aux ophthalmologistes, et que n'avait pu vaincre jusqu'à ce jour aucune des nombreuses combinaisons de lentilles proposées à cet effet.

De ce que la grandeur de l'image rétinienne reste invariable, il n'en faut pas conclure que la grandeur *apparente* de l'objet d'épreuve ne change jamais. Il est facile de s'assurer que pendant l'accommodation l'objet paraît plus petit, et grandit, au contraire, à mesure que l'accommodation se relâche; on comprend qu'il doit en être ainsi, puisque, pour une même ouverture de l'angle visuel, nous jugeons dans le premier cas l'objet plus rapproché, plus éloigné dans le second cas. Il y a là simplement une illusion d'optique.

De ce qui précède il résulte que si, dans un tube ouvert à ses extrémités, on place une lentille distante de l'extrémité oculaire du tube d'une longueur égale à sa propre distance focale, on pourra, à l'aide d'objets d'épreuve convenablement choisis, placés de l'autre côté de la lentille, mesurer l'acuïté avec une exactitude mathématique, quelle que soit la réfraction statique, quel que soit même l'état de l'accommodation, *y eût-il spasme.*

2° *A des déplacements égaux de l'objet correspondent des variations égales dans la réfraction de l'œil examiné.*

Le degré de convergence ou de divergence des rayons lumineux qui, de chaque point de l'image a (fig. 2), arrivent à l'œil, est exprimé par le numéro métrique de la lentille qui, placée au point k, aurait son foyer principal en e'. Une telle lentille est dite *correctrice de l'amétropie.* Elle représente, en effet, la quantité de réfraction positive ou négative qu'il faut ajouter à l'œil pour le rendre *emmétrope*, c'est-à-dire pour faire tomber sur la rétine le foyer des rayons homocentriques venant de l'infini. La puissance réfringente R_1 de cette lentille est donnée par la formule :

$$R_1 = -\frac{1}{x + m}.$$

D'où l'on tire, par une série de substitutions :

$$R_1 = -\frac{f - l}{f^2}.$$

La même valeur, précédée du signe contraire, donne la mesure de la réfraction R.

Si on fait successivement :

$$l = 0, \text{ on a donc} \dots\dots\dots \quad R = +\frac{1}{f}$$
$$l = f \quad - \quad \dots\dots\dots \quad R = \quad 0$$
$$l = 2f \quad - \quad \dots\dots\dots \quad R = -\frac{1}{f}$$

Le signe $+$ correspondant à la myopie, le signe $-$ à l'hypermétropie, et 0 à l'emmétropie. En d'autres termes, une course de la plaque d'épreuve égale à deux fois la distance focale de la lentille, permettra la mesure de l'amétropie.

de $+\frac{1}{f}$ à $-\frac{1}{f}$, en passant par zéro. En choisissant f assez petit, on pourra donc mesurer tous les degrés possibles d'amétropie.

De plus, il est facile de voir que la graduation est parfaitement régulière, puisque, f et f^2 étant invariables, chaque fois que l varie d'une quantité égale à f^2, R varie exactement d'une unité.

Si on fait $f^2 = 0^m,004$ (par conséquent $f = 0^m,063$), on obtient ce résultat vraiment remarquable que, chaque fois que $f - l$ varie de 0,004, en d'autres termes, que l'objet d'épreuve se déplace de 4 millimètres, la réfraction métrique varie régulièrement d'une unité, soit un quart d'unité (0,25) par millimètre, ce qui correspond à la plus faible différence de deux lentilles consécutives des nouvelles boîtes.

Dans ces conditions, et avec la longueur donnée à l'instrument, on a la mesure de la réfraction de $+$ 15 métrique ($+$ 2 $^1/_2$ ancien) à $-$ 20 métrique ($-$ 2 ancien), ce qui suffit et au delà aux besoins de la pratique.

EMPLOI ET USAGES DE L'OPTOMÈTRE

L'instrument sera placé sur une table, près d'une fenêtre bien éclairée, faisant face à l'observateur. Celui-ci, appliquant l'œil contre l'œilleton, cherchera à déchiffrer les caractères typographiques ou les figures de cartes à jouer tracées sur la plaque d'épreuve *mise préalablement au zéro de l'échelle.*

Emmétropie, myopie, hypermétropie. —Toutes les déterminations relatives à ces différents états de réfraction se réduisent à chercher *le point le plus éloigné* de la plaque pour lequel le sujet lit *les plus fins caractères possibles de l'échelle*. Le numéro correspondant de la graduation donne la mesure métrique R, de la réfraction statique ; le *punctum remotum* Pr est, par suite, égal à $\frac{1}{R}$. Le *modus faciendi* est tout indiqué, et je crois inutile d'entrer dans aucun détail à cet égard.

Les deux seules précautions à prendre sont : 1° de faire mouvoir la plaque d'épreuve lentement, de façon à permettre le relâchement graduel de l'accommodation ; 2° de ne jamais mesurer la réfraction statique aussitôt après avoir mesuré la puissance d'accommodation : en effet, cette dernière épreuve laisse souvent après elle un peu de spasme du muscle ciliaire.

Amplitude d'accommodation, presbytie, parésie, paralysie. — Après avoir déterminé et noté la valeur de R, on rapproche lentement de l'œil la plaque d'épreuve jusqu'à ce que le sujet ne puisse plus lire *les plus fins caractères vus précédemment, même avec les plus grands efforts d'accommodation* ; à ce niveau correspond le *punctum proximum* Pp. L'amplitude d'accommodation est donnée par une simple soustraction. Supposons, par exemple, que Pr correspond à — 4 et Pp à + 6, on aura A = + 6 — (— 4) = 10.

La presbytie aura pour mesure le *déficit* existant entre ce dernier chiffre et celui de l'accommodation moyenne (4,50).

La parésie et la paralysie de l'accommodation, le *déficit* existant entre ce même chiffre et celui qui représente l'accommodation normale, étant donné l'âge du sujet.

On remarquera combien la détermination du *punctum proximum* est rendue facile par le fait de l'invariabilité de grandeur des images rétiniennes, propre à l'optomètre, contrairement à ce qui a lieu dans la méthode de Græfe, où l'examinateur, à mesure qu'il rapproche du sujet les tableaux d'épreuve, doit sans cesse se préoccuper de maintenir un rapport constant entre les dimensions des caractères lus par le malade et leur distance à l'œil.

Astigmatisme. — J'ai dit que sur la plaque d'épreuve, entre les caractères typographiques et les figures de cartes à jouer, était figuré un système de lignes parallèles susceptible d'être placé dans tous les méridiens, grâce au mouvement de rotation qui peut être imprimé à cette plaque.

Après avoir préalablement déterminé, à l'aide des caractères, le point le plus éloigné de la vision *la plus distincte possible*, on recommande au sujet de porter son attention sur les lignes parallèles, et, par des mouvements de rotation sur place de la plaque d'épreuve, on cherche le méridien dans lequel l'image est la meilleure. Avançant ou reculant alors la plaque jusqu'à ce que les lignes parallèles apparaissent absolument nettes, tout en restant le plus loin possible, on n'a plus qu'à lire, sur la graduation que porte l'extrémité postérieure du tube, la *direction* de l'astigmatisme, et, sur l'échelle destinée à la mesure de la réfraction, le degré de myopie ou d'hypermétropie correspondant. Ceci fait, on cherche le *punctum remotum* du méridien le plus dissemblable par l'état de la réfraction; la différence entre les deux résultats indique la *forme* et le *degré* de l'astigmatisme.

L'instrument est précieux pour les déterminations de ce genre, tant par la rapidité de l'examen que par la précision des résultats.

La détermination de l'astigmatisme peut aussi se faire,

comme dans le second modèle construit par M. Roulot, à l'aide d'une simple plaque à fente sténopéique mobile au devant de l'œilleton, ce qui simplifie l'appareil et en diminue le prix.

Acuïté. — La mesure de l'acuïté se fait tout naturellement en même temps que celle de la réfraction statique, de même que dans la méthode de Donders. En outre, il résulte du principe de l'instrument, que toute situation de la plaque d'épreuve, pour laquelle l'œil est exactement accommodé, permet aussi la mesure de l'acuïté. Il s'ensuit que, dans les cas de non-relâchement ou de spasme de l'accommodation, l'emploi de l'optomètre présente encore sur la méthode ordinaire d'examen, cet avantage considérable que *la détermination de la réfraction peut être erronée sans que celle de l'acuïté le soit aussi.*

La réduction photographique de l'échelle métrique de Snellen a été faite dans le rapport de la distance de 6 mètres, pour laquelle cette échelle a été calculée, à la distance de $0^m,063$, pour laquelle les caractères de la plaque d'épreuve, en contact avec la lentille, seraient vus directement et comme à l'œil nu. La dernière ligne mesure donc toujours l'acuïté 1, l'avant-dernière l'acuïté 2/3, et ainsi de suite.

Dans le tableau placé en regard, et destiné aux illettrés, chaque lettre de l'échelle de Snellen a été remplacée par une figure de carte à jouer : cœur, trèfle, pique ou carreau, dessinée, puis réduite dans les mêmes proportions.

Une petite carte imprimée, qui surmonte l'instrument et indique la manière de s'en servir, reproduit les figures de la plaque d'épreuve, donne l'acuïté correspondante et permet au médecin de suivre la lecture du malade. Cette carte donne en outre : 1° la réduction des verres métriques en verres ancien système et réciproquement; 2° la distance focale des verres métriques; 3° la mesure, en dioptries, de la puissance d'accommodation, la distance du *punctum proximum* et la valeur de l'acuïté aux différents âges; 4° le numéro des verres métriques correcteurs de la presbytie.

Détermination du numéro des verres correcteurs de l'amétropie. — Le numéro d'un verre correcteur placé à environ 1 centimètre devant l'œil, ainsi que cela a généralement lieu dans le port des lunettes, binocles, etc., n'est pas le même que celui de la lentille qui, mise par la pensée au centre de réfraction de l'œil, ainsi que nous l'avons supposé dans notre exposé théorique, corrigerait l'amétropie. Il en résulte que si, pour mesurer mathématiquement la réfraction *vraie*, on doit opérer ainsi que je l'ai dit plus haut, c'est-à-dire en appliquant exactement l'œil contre l'œilleton, de telle façon que le centre de réfraction de l'œil, situé à 8 millimètres en arrière de la cornée, soit au foyer même de la lentille optométrique, il faut, au contraire, pour déterminer le numéro des verres correcteurs, placer l'œil à environ 1 centimètre de l'instrument, de même que, dans la méthode de Donders, le verre correcteur est placé à environ 1 centimètre de l'œil. Dans cette nouvelle position, le foyer *postérieur* de la lentille de l'optomètre, au lieu de se trouver au centre de réfraction de l'œil, coïncide avec le foyer *antérieur* de ce dernier, situé, d'après Listing, à 12^m,8 en avant de la cornée. L'ensemble constitue un système de Bravais.

Le calcul démontre que, dans ce cas encore, la grandeur α de l'image rétinienne reste constante; seulement, au lieu d'avoir :

$$\alpha = A \frac{n}{f}.$$

on a :

$$\alpha = A \frac{\varphi}{f}$$

φ représentant la distance de la rétine au point nodal dans l'œil emmétrope ; tandis que n représente la même distance dans l'œil amétrope.

Sous cette réserve, la détermination du numéro des verres correcteurs se fera de la façon suivante :

Vision au loin. — Le numéro de la graduation qui correspond au *punctum remotum* donne le verre correcteur pour la vision au loin ; il n'y a qu'à changer le signe : il est évident qu'une myopie + 9 demande un verre — 9 ; une hypermétropie — 7, un verre + 7.

Vision de près. — Connaissant la réfraction statique, l'acuité, l'âge du sujet et la distance à laquelle il *doit* ou *peut* travailler, il semblerait que le choix des verres correcteurs pour la vision de près dût être chose facile. On sait pourtant que cela n'est pas ; et que, dans les cas de myopie surtout, après avoir déterminé patiemment, par la méthode de Donders, la situation du *punctum remotum,* il faut le plus souvent recommencer le même travail fastidieux pour arriver à trouver empiriquement le numéro dont le malade se déclare satisfait pour la vision de près.

Ici encore l'optomètre abrége singulièrement les recherches en permettant de voir, en très-peu de temps, comment le malade *sait* se servir de son pouvoir d'accommodation. Prenons un exemple : voici un myope de 20 ans, qui n'a jamais porté de lunettes et dont la myopie est de 6 métrique. Théoriquement, à cet âge, le numéro — 6 devrait pouvoir lui servir pour la vision de loin et la vision de près; mais il faut tenir compte de deux faits : 1° le malade n'a aucune habitude d'accommoder; 2° son amplitude d'accommodation va se trouver déplacée. En réalité, avec des verres du numéro —6, il serait incapable, le plus souvent, de se livrer à aucun travail. Il faut donc prescrire au début, pour la vision de près, un numéro plus faible; mais quel numéro? La question se réduit à savoir quelle est la puissance d'accommodation que le sujet sait mettre en jeu d'une façon prolongée et sans fatigue. Pour cela, la myopie ayant été déterminée à l'aide de l'optomètre et trouvée égale à 6, ainsi que je l'ai supposé, on rapproche lentement la plaque d'épreuve, de façon à obliger le malade à accommoder de plus en plus, et on s'arrête lorsqu'il déclare que la lecture devient fatigante. Supposons que la graduation marque alors 7,5 : le sujet a donc pu mettre en jeu, sans trop de peine, une partie de sa puissance d'accommodation égale à 7,5 — 6 = 1,5; mais pour lire à 33 centimètres, par exemple, *la myopie étant corrigée pour la vision au loin*, une puissance d'accommodation égale à $\frac{1}{0,33}$ = 3, serait nécessaire; il faut donc absolument, pour la vision de près, abaisser le numéro —6 de toute la différence qui existe entre 3 et 1,5, ce qui donne le numéro —4,5.

En résumé, représentant par N*l* le numéro *connu* du verre nécessaire pour la vision au loin; par N*p* le numéro *cherché* du verre à prescrire pour le travail à une distance déterminée D; par A*m* (accommodation manifeste) la partie de son pouvoir d'accommodation dont le malade peut disposer sans fatigue, pour la vision monoculaire et à plus forte raison pour la vision binoculaire, on a :

$$\mathrm{N}p = \mathrm{N}l - \left(\frac{1}{\mathrm{D}} - \mathrm{A}m \right)$$

équation dans laquelle D est connu d'avance; Nl et Am sont donnés par l'optomètre.

Cette formule s'applique au reste d'une façon générale à tous les cas d'amétropie et d'emmétropie, avec cette restriction que si Am est égale ou supérieure à $\frac{1}{\mathrm{D}}$, le numéro prescrit pour la vision au loin suffit aussi pour la vision de près.

Emploi de l'instrument considéré comme phakomètre. — Connaissant l'état de sa propre réfraction statique, rien n'est plus simple que de déterminer, à l'aide de l'optomètre, le numéro d'une lentille donnée, celui par exemple des lunettes, souvent sans numéro, que nous présentent les malades arrivant à la consultation. Il suffit pour cela d'appliquer contre l'œilleton le verre à examiner, puis de chercher à nouveau son *punctum remotum*. La différence entre le chiffre obtenu et celui de la réfraction statique de l'observateur donnera le numéro cherché. Si, par exemple, avec une myopie 1,5 métrique, on trouve que par le fait du verre placé devant l'instrument, la réfraction statique devient — 2,75, il est clair que le numéro cherché est — (2,75 + 1,50) = — 4,50.

En résumé, l'instrument donne la mesure de la réfraction, de l'accommodation et de l'acuïté avec une approximation au moins égale à celle que l'on obtient par la méthode ordinaire.

Il abrége considérablement l'examen des fonctions visuelles, surtout chez les sujets qui ne savent pas lire, enregistre lui-même les résultats qu'il donne, se manœuvre avec la plus grande facilité et n'exige aucune connaissance spéciale, ce que beaucoup de médecins apprécieront.

Prenant peu de place, facile à transporter, et *remplaçant dans tous leurs usages la boîte de verres d'essai et les échelles typographiques*, il pourra être fort utile aux médedecins militaires chargés des conseils de révision.

J'ajoute que la disposition fort simple de cet optomètre permet de le construire à moins de frais que les autres instruments du même genre, avantage qui n'est point à dédaigner.

Enfin, chose à noter, il est le seul qui se prête à une détermination rapide et méthodique du numéro des verres à prescrire pour la vision de près (1).

PÉRIMÈTRE PORTATIF ET SCHÉMOGRAPHE

Présentés à la Société de chirurgie. — Séance du 11 avril 1875.

Les *périmètres* et les *campimètres* déjà connus sont passibles de nombreux reproches :

1° Ils sont lourds, encombrants et d'un maniement difficile : aussi ne les trouve-t-on guère que dans les salles de clinique ophthalmologique, au grand chagrin des élèves chargés de prendre le champ visuel des malades.

2° La croix blanche placée au centre, pour servir de point de fixation, n'attire que faiblement l'attention du sujet, sans cesse distrait par la vue de l'opérateur, placé en face de lui ou sur le côté.

(1) Cet instrument, qui se trouve aujourd'hui entre les mains d'un grand nombre de praticiens et dans la plupart des cliniques, a obtenu en 1877 une citation honorable de l'Institut et, en 1878, le prix Barbier (2 000 fr.) de la Faculté de médecine de Paris

3° A moins de précautions minutieuses, il est rare que l'œil examiné soit placé bien à la hauteur du centre du tableau et à la distance voulue.

4° Enfin, aucun de ces instruments ne permet la mesure du champ visuel normal dans toute son étendue.

On sait — et il est facile de le constater sur soi-même — que, physiologiquement, la vision périphérique s'étend, du côté temporal, à plus de 90°, et parfois jusqu'à 105°, en d'autres termes que, regardant droit devant soi, on a encore la sensation, la vision d'avertissement de ce qui se passe à ses côtés, et même un peu en arrière.

Or, les périmètres ayant un pied de rayon ne peuvent être gradués assez loin pour permettre de telles mensurations, sans quoi, dans son mouvement de rotation en bas, l'extrémité de l'arc de cercle serait arrêtée par la saillie de la poitrine.

Quant aux campimètres, qu'il me suffise de dire, pour donner une idée de leur insuffisance, que, même à six pouces de distance, un tableau de ce genre ne doit pas avoir moins de 1ᵐ,22 en tous sens, pour permettre la mesure du champ visuel jusqu'à 75°, c'est-à-dire en négligeant le quart de son étendue totale en dehors.

Il est une autre considération qui, selon moi, doit faire rejeter d'une façon absolue l'emploi d'un point de mire placé à six pouces du sujet. La fixation persistante du centre du tableau, à une distance si rapprochée, s'accompagne d'un resserrement de la pupille qui rétrécit notablement le champ de la vision périphérique.

On comprend d'ailleurs qu'une surface plane, fût-elle prolongée jusqu'à l'infini, ne peut permettre la mesure du champ visuel en dehors, puisque le plus souvent son étendue dépasse 90°. Or si des rétrécissements notables, en haut, en bas ou en dedans, peuvent être le fait d'une saillie anormale des arcades orbitaires ou du nez, et n'avoir par là même qu'une signification douteuse, il n'en saurait être ainsi du côté temporal, où la vision périphérique n'a d'autres limites que celles de la cornée. Et il est hors de doute que de faibles rétrécissements dans cette direction, bien et dûment constatés, sont parfois le seul signe objectif du début de maladies graves, et non pas seulement de maladies ophthalmiques, mais encore d'affections du ressort de la médecine proprement dite.

Il y a donc là, et j'appelle sur ce point toute l'attention des médecins, un élément précieux de diagnostic qui mérite de figurer à côté des moyens physiques d'exploration déjà en notre pouvoir : montre, thermomètre, balance, etc.

Que manque-t-il à la *périmétrie* pour entrer largement dans la pratique? Un instrument moins coûteux, surtout moins encombrant que ceux inventés jusqu'à ce jour, et permettant, je ne saurais trop le répéter, la constatation de faibles rétrécissements; sans quoi, en dehors de l'ophthalmologie, la mesure du champ visuel n'a plus de raison d'être.

Le périmètre qui fait l'objet de ce travail est d'un très-petit volume; il permet la mesure du champ visuel aussi loin qu'il peut s'étendre; sa manœuvre est facile, même avec des malades peu intelligents, et n'exige de la part du médecin aucune étude préalable.

Enfin, il est accompagné d'un petit instrument aussi de mon invention, le *schémographe*, permettant de tracer sur une feuille de papier ordinaire, au cours de l'examen, le

schéma du champ visuel, quel que soit du reste le périmètre
ou le campimètre que l'on emploie.

I. PÉRIMÈTRE. En 1867, Robert Houdin présentait au
congrès ophthalmologique de Paris un petit instrument, le
diopsimètre, destiné à la mesure du champ visuel, et se faisant remarquer par un ensemble de qualités qui font précisément défaut aux instruments de même ordre : légèreté,
petit volume, manœuvre facile, etc. Malheureusement, la
construction du diopsimètre présente ce vice radical que le
centre de rotation de la bille d'ivoire est nécessairement
placé à plusieurs centimètres en avant de l'œil, au lieu de
coïncider avec le *point nodal*, ce qui, eu égard surtout aux
petites dimensions de l'instrument, conduit à des déterminations absolument inexactes. D'ailleurs il n'a pas reçu de
graduation permettant de l'utiliser pour la pratique.

Empruntant, d'une part, à Robert Houdin l'idée ingénieuse d'un tube fendu latéralement pour l'exercice de la
vision périphérique, et d'une partie mobile restant en place
par la seule action de la pesanteur, pour mesurer l'incli-
naison des méridiens ; — d'autre part, à Förster l'emploi de
l'arc de cercle périmétrique, j'ai fait construire le périmètre
portatif (fig. 3, à l'échelle de 1/4 environ) dont voici la
description :

L'instrument (PP) se compose d'un quart de cercle de
15 centimètres de rayon, d'un centimètre de largeur, et
d'un millimètre d'épaisseur, placé de champ à l'extrémité
postérieure d'un tube en cuivre de 12 millimètres de diamètre. L'extrémité antérieure de ce tube, évasée en cupule,
s'applique contre les paupières, de telle sorte que, le tube
ayant 14 centimètres de longueur, la distance du centre de

rotation du globe à un point quelconque de l'arc de cercle est exactement de 15 centimètres. Ces dimensions m'ont paru les plus convenables pour permettre à l'instrument, dans son mouvement de rotation, de passer sans rencontrer d'obstacle entre le menton et la poitrine.

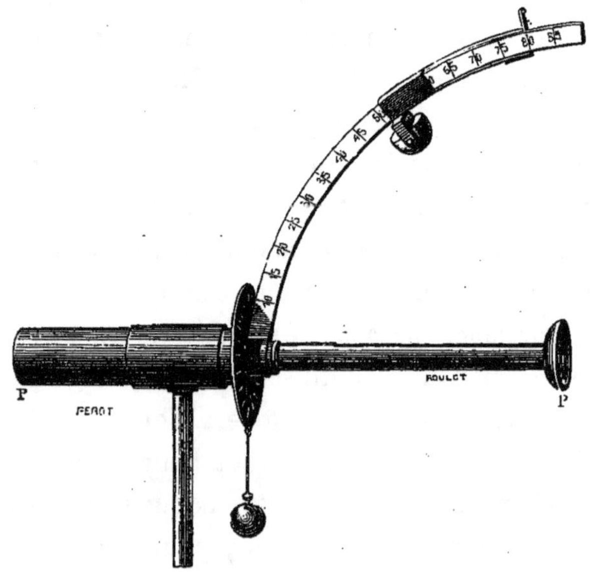

Fig. 3. — Périmètre.

La partie du tube qui regarde le quart de cercle présente une fente de 3 millimètres, assez large pour que la vision périphérique puisse s'exercer librement dans cette direction, assez étroite pour s'opposer à la vision des objets voisins pouvant tromper l'attention du malade.

Le quart de cercle est gradué de 5 en 5°, jusqu'à 90°. Sur lui glisse à frottement doux un cube d'ivoire (et non pas une demi-sphère, comme on l'a représenté par erreur sur la figure), dont quatre côtés, de couleur blanche, rouge, verte ou violette, peuvent successivement être présentés au regard, si l'on désire mesurer l'étendue du champ visuel propre à chacune des couleurs fondamentales. Le cube d'ivoire est porté sur un arc de cercle de 15°, qu'il suffit de retourner à l'extrémité de l'arc principal pour pousser au besoin la mesure du champ visuel jusqu'à 105°.

En arrière du quart de cercle et perpendiculairement au tube, se trouve un disque mobile de 7 centimètres de diamètre, sur lequel est tracée la direction des méridiens, de 15 en 15°. Un fil à plomb assez lourd maintient ce disque en place pendant le mouvement de rotation de l'appareil, de telle sorte que le point *zéro* corresponde toujours à la partie supérieure du méridien vertical.

Au delà du disque est un tube de 2 1/2 centimètres de diamètre et de 14 centimètres de longueur, destiné à saisir l'instrument.

L'examen se pratique de la façon suivante :

Le malade, assis près d'une fenêtre, la tête droite et bien de face, saisit l'instrument en arrière du disque mobile, assez loin pour que la main ou la manche de l'habit ne puisse gêner en rien la mobilité de ce disque. L'extrémité évasée du tube est appliquée contre l'œil à examiner, l'autre œil restant fermé.

Le tube doit être tenu bien horizontalement. Pour cela, il suffit de faire fixer au malade un pain à cacheter collé sur un mur bien éclairé, à la hauteur de l'œil.

Ces précautions prises, l'examinateur se place *derrière* le malade, et appuyant l'extrémité de l'indicateur sur la tige du curseur, pousse lentement ce dernier *d'arrière en avant*, jusqu'à ce qu'il soit averti par le patient du moment où le cube d'ivoire apparaît dans le champ de la vision.

Lisant les chiffres inscrits sur le quart de cercle, à ce niveau, et sur le disque mobile au point correspondant, on a le méridien dans lequel a eu lieu l'examen, et l'étendue de la vision périphérique dans ce méridien.

En continuant à pousser l'objet d'épreuve, on constate la présence des lacunes (scotomes) du champ visuel, s'il en existe, et on mesure leur étendue.

La même épreuve, répétée de 15 en 15°, plus souvent si on le croit nécessaire, donne la mesure complète du champ visuel.

Pour les recherches plus délicates, l'examen doit être fait en outre avec les couleurs principales du spectre, puis avec des objets figurés, de façon à apprécier successivement les sens de la lumière, des couleurs et des formes.

Comment, à l'aide des données précédentes, obtenir un tracé du champ visuel? Le schémographe en fournit le moyen.

II. Schémographe. Ce petit instrument (1) se compose de deux plaques de cuivre rectangulaires, de 9 centimètres sur 12, se recouvrant exactement, unies d'un côté par une charnière, fermant du côté opposé à la façon d'un porte-monnaie, et destinées à recevoir entre elles une feuille de papier.

La plaque inférieure est pleine et unie. Au centre de la plaque supérieure, est découpé un cercle de 8 1/2 centimètres de diamètre; tout autour, à droite et à gauche, sont des di-

___

(1) V., pour la figure, le numéro de novembre-décembre des *Annales d'oculistique*, p. 243. — Les feuilles d'observations avec schéma du champ visuel, dont j'ai publié un spécimen, et qu'on trouve chez M. Roulot, dispensent de recourir à l'emploi de cet instrument.

visions correspondant aux méridiens, de 0 à 180°. On pourrait donc appeler ce cercle *cercle équatorial*. En dedans de lui tourne un demi-cercle plein, de même diamètre, maintenu dans une rainure, et portant sur sa section transversale des divisions représentant l'étendue du champ visuel dans chaque méridien.

La graduation est différente pour chaque moitié de la section. Une des graduations permet de noter l'étendue du champ visuel dans chaque méridien jusqu'à 105°, s'il est nécessaire, à l'aide du développement, sur une surface plane, de l'arc de cercle correspondant pris à une échelle double de l'arc de cercle rétinien : 4 millimètres par 10°, au lieu de 2 millimètres. (La longueur de l'axe antéro-postérieur de l'œil jusqu'à la rétine étant de 23 millimètres en moyenne, celle d'un cercle méridien est par conséquent égale à $\pi \times 23 = 72$ millimètres; et celle d'un arc de 10° $= \frac{72}{360} \times 10 = 2$ millimètres.)

Il résulte de là que le schéma ainsi obtenu, ayant ses diamètres doubles de ceux de la surface rétinienne, représente les parties sensibles de la rétine grandies *quatre fois* en superficie.

Ce système est le seul qui, avec une exactitude plus que suffisante pour les besoins de la pratique, s'applique à la représentation, sur une surface plane, d'un champ visuel étendu.

L'autre graduation, applicable seulement aux champs visuels rétrécis, donne pour leur mesure, dans chaque méridien, la tangente de l'angle correspondant, menée dans un plan distant de 15 millimètres du centre de réfraction de l'œil. La distance de ce point à la rétine étant aussi de

15 millimètres, on voit que la figure obtenue sur le papier, par ce moyen, représente exactement la projection, par les rayons lumineux extrêmes, des limites sensibles de la rétine sur un plan tangent au pôle postérieur du globe.

Ce système de schéma, dit *par les tangentes*, tout défectueux qu'il puisse être, a pourtant été adopté dans la plupart des cliniques. Rien n'est moins exact que les résultats obtenus de cette façon; il me sera facile de le démontrer.

En somme, que cherche-t-on en traçant un schéma du champ visuel? A se représenter, aussi fidèlement que possible, la portion de la rétine apte à être impressionnée par les rayons lumineux. Peu importe à quelle échelle sera la figure, pourvu que toutes les parties aient conservé leurs proportions réciproques. C'est ce que l'on obtient à peu de chose près par le développement des arcs de cercle rétiniens.

De quelque façon que l'on s'y prenne, il est impossible, il est vrai, de développer sur le papier une surface de sphère avec une exactitude mathématique; toutefois, par la méthode en question, la différence devient cliniquement négligeable. L'erreur maxima, *nulle linéairement*, est moindre que $\frac{1}{5}$ en superficie, jusqu'à 90°.

En est-il de même par la méthode des tangentes? Assurément non.

Si, pour un angle de quelques degrés, la tangente est sensiblement égale à l'arc, il n'en est déjà plus de même à 45°, et la différence va toujours en s'accentuant. Prenons un exemple : l'arc de cercle rétinien de $45° = \frac{72}{8} = 9$ millimètres, et la tangente du même angle, égale au rayon, es$_t$ de 11 1/2 millimètres. La différence linéaire est donc de 2 1/2 millimètres, c'est-à-dire plus grande que $\frac{1}{5}$. En superficie, elle est plus considérable encore, puisque les surfaces sont entre elles comme les carrés de leurs dimensions. Pour l'angle de 75°, l'erreur est considérable, et à 90°, tandis que l'arc rétinien mesure 18 millimètres, la tangente a une longueur infinie. D'où il résulte clairement que, de deux scotomes *de même grandeur*, situés, l'un sur la tache jauné, l'autre près de l'équateur, le premier serait représenté schématiquement en grandeur naturelle, et l'autre par une étendue immense : singulière façon de donner une idée juste des particularités du fond de l'œil.

Les partisans de la méthode par les tangentes objectent, il est vrai, qu'on peut considérer 75° comme la limite extrême d'un champ visuel normal. Rien n'est moins justifié qu'une semblable assertion; chez la plupart des sujets, cette limite atteint et dépasse même 90° en dehors. Mais le fait fût-il vrai, l'erreur commise serait encore trop considérable pour qu'il fût permis de la négliger.

On a fait valoir comme circonstance atténuante que, sur le campimètre, l'image du champ visuel est donnée par les tangentes, et que, par suite, le schéma, pour être une réduction exacte de cette image, doit être construit de la même façon. Mais ce qui importe surtout, c'est que la figure obtenue sur le papier soit la représentation fidèle de la surface explorée. Or rien n'est plus facile que de tracer cette figure en prenant pour base le développement de l'arc de cercle, puisque l'angle correspondant à chaque tangente est inscrit sur les campimètres.

Quelques mots, pour terminer, sur l'emploi du schémographe. La manœuvre est des plus simples, et peut se formuler ainsi :

1° Placer entre les deux plaques un feuillet de papier à lettre plié en deux, et avec la pointe d'un crayon, tracer en avant et en arrière, en glissant sur le bord supérieur des plaques, un trait destiné à servir de ligne de repère lorsqu'il faudra retourner le papier;

2° Décrire un cercle sur le papier en se guidant sur le bord circulaire de la plaque supérieure, et indiquer par les chiffres 0 et 180° la direction du méridien vertical;

3° Se rappeler que, pour avoir un schéma symétrique des deux champs visuels, le pli du papier doit se trouver à leur côté interne ou nasal; que, par conséquent, si ce pli a été placé près de la charnière, on a devant soi la partie du papier correspondant à l'œil gauche, *et vice versâ*, ce qu'on indiquera en inscrivant tout au haut du feuillet la lettre G ou D. (Du reste ces indications se trouvent gravées sur la plaque.)

Ces dispositions prises, le schémographe étant tenu de la main gauche, la main droite restant libre pour la manœuvre du périmètre, l'opérateur, à chaque mesure du champ visuel dans un méridien déterminé, trace la direction de ce méridien sur le papier, en se servant comme d'une règle du bord libre du demi-cercle mobile, et marque d'un point la limite du champ visuel dans cette direction, en employant l'une ou l'autre des deux graduations dont il a été parlé ci-dessus. Les points ainsi obtenus, réunis entre eux par une courbe, donnent le schéma du champ visuel.

L'examen terminé pour un œil, on retourne le papier de droite à gauche, sans le déplier, on le place à la même hauteur à l'aide de la ligne de repère tracée au début, et on agit pour le second œil comme pour le premier. La feuille, enlevée et déployée, donne les deux champs visuels en regard l'un de l'autre.

Le périmètre que j'ai décrit, essentiellement portatif, est destiné à être tenu à la main, pendant l'examen. Il peut cependant, pour rendre cet examen plus rapide et plus sûr, dans les cliniques très-fréquentées, être placé sur un support à hausse qui lui donne plus de fixité et dont une partie seulement est indiquée sur la figure.

OPHTHALMOSCOPE A RÉFRACTIO ;

Présenté à la Société de chirurgie. — Séance du 25 octobre 1876.

Les ophthalmoscopes à réfraction sont destinés, leur nom l'indique, à la mesure du pouvoir réfringent de l'œil. Celui que M. Giraud-Teulon a bien voulu présenter en mon nom à la Société de chirurgie offre, sur les autres instruments du même genre, l'avantage de n'omettre aucun numéro de la série complète des lentilles d'essai, tout en coûtant un peu moins cher, en raison de la simplicité de son mécanisme.

DESCRIPTION

En arrière d'un miroir ophthalmoscopique ordinaire (fig. 4) sont deux disques superposés de telle façon que chacune de leurs ouvertures puisse venir successivement se placer en regard de celle du miroir. Le trou du miroir a un diamètre de 3 millimètres, que la pratique a montré être le meilleur. Les disques sont fort minces et assez rapprochés du trou spéculaire pour que le canal qui résulte de la superposition des trois ouvertures, n'ait qu'une très-petite longueur.

Le disque supérieur, de 3 centimètres de diamètre, est percé de six ouvertures. L'une d'elles est vide, les cinq autres sont fermées par les verres *métriques* $+ 0,25$, $+ 0,50$, $+ 0,75$, $+ 13$ et $- 13$. Le disque inférieur, de 4 centimètres de diamètre, est percé de treize ouvertures dont une est vide également. A gauche sont six lentilles positives portant les numéros entiers de 1 à 6; à droite, les six lentilles négatives correspondantes. Le diamètre des lentilles est de 7 millimètres.

Une légère pression du doigt indicateur de la main qui tient l'instrument, en faisant tourner les disques autour de leur centre, permet d'employer isolément chacune des lentilles indiquées ou de les combiner deux à deux. Un petit ressort, tombant dans des encoches placées à la face postérieure des disques, marque les temps d'arrêt, de façon à assurer le centrage des verres et du trou spéculaire.

Le miroir concave peut être remplacé à volonté par un miroir plan qui se trouve dans la boîte de l'instrument.

Cet ophthalmoscope, d'un très-petit volume, est tout aussi maniable que le miroir ordinaire, et peut être employé à tous les usages. Lorsque les ouvertures vides sont superposées, on se trouve dans les conditions habituelles de l'examen à l'image renversée. Pour les déterminations optométriques, il peut être employé de deux façons différentes, suivant qu'on a recours à la méthode subjective (méthode de Donders), ou à la méthode objective (examen ophthalmocopique à l'image droite).

Dans le premier cas, l'instrument rend exactement les

mêmes services que la collection de lentilles des boîtes d'oculiste, dont il reproduit tous les numéros, et la recherche du

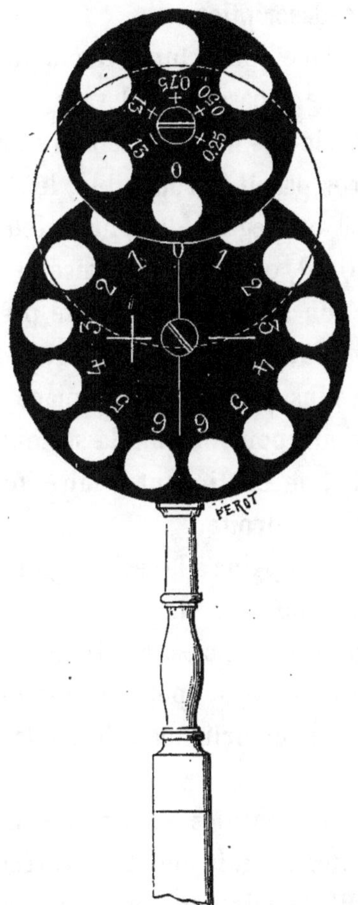

Fig. 4. — Ophthalmoscope à réfraction.

verre correcteur de l'amétropie se fait de la même manière. Mais alors il est bon d'enlever le miroir devenu inutile, et dont l'ouverture, trop étroite pour ce genre d'épreuve, ne donnerait pas assez d'éclairage. En arrière se trouve une ouverture de même diamètre que les lentilles.

La manœuvre de l'instrument est des plus simples. Il suffit, pour la comprendre, de jeter un regard sur la figure qui accompagne cette description.

Si, laissant en place l'ouverture vide du disque supérieur, on fait successivement passer au-devant les six lentilles de gauche, on a la série des numéros entiers positifs de 1 à 6. Un de ces numéros paraît-il trop faible, le suivant trop fort? il suffit d'amener en regard du plus faible l'une des lentilles $+0,25$, $+0,50$, ou $+0,75$ du disque supérieur, pour évaluer la réfraction à un quart d'unité près, de 0 à 6. Arrivé au numéro $+6$, les fractions d'unité deviennent inutiles, et l'on n'a plus qu'à mettre en place le numéro $+13$ du disque supérieur pour obtenir la série des nombres entiers jusqu'à $+19$, en continuant à faire tourner le disque inférieur de gauche à droite.

On appliquera sans peine à la série négative ce que je viens de dire de la série positive. Le mouvement de rotation se fait alors en sens inverse, c'est-à-dire de *droite à gauche*, et c'est le numéro — 13 du petit disque qui, combiné aux douze verres du disque principal, donne les numéros supérieurs à 6.

Les numéros des lentilles sont gravés d'une façon très-apparente et, toutes les fois que deux verres se trouvent superposés, il suffit de faire la somme ou la différence des chiffres en regard pour avoir, en dioptries, la mesure de la réfraction.

En résumé, l'instrument peut fournir 78 combinaisons (6×13) et reproduire, à l'exception du n° 20, dont on a bien rarement besoin, tous les numéros des nouvelles boîtes de verres.

Il est le plus complet des ophthalmoscopes à réfraction, et le seul qui tienne compte des quarts de dioptrie pour les numéros inférieurs. Or il ne faut pas oublier que certains de ces numéros fractionnaires : le 0,75 (ancien 48), le 1,25 (ancien 30), etc., sont au nombre de ceux que l'on prescrit le plus souvent pour les lunettes.

TABLEAU DES COMBINAISONS POSSIBLES

| SÉRIE POSITIVE | | | | SÉRIE NÉGATIVE | | |
Grand disque.	Petit disque.	Total.		Grand disque.	Petit disque.	Total.
0	+ 0.25	= + 0.25		— 1	+ 1.75	= — 0.25
0	+ 0.50	= + 0.50		— 1	+ 0.50	= — 0.50
0	+ 0.75	= + 0.75		— 1	+ 0.25	= — 0.75
+ 1	+ 0	= + 1		— 1	+ 0	= — 1
+ 1	+ 0.25	= + 1.25		— 2	+ 0.75	= — 1.25
+ 1	+ 0.50	= + 1.50		— 2	+ 0.50	= — 1.50
+ 1	+ 0.75	= + 1.75		— 2	+ 0.25	= — 1.75
+ 2	+ 0	= + 2		— 2	+ 0	= — 2
. . . .				. . . .		
+ 5	+ 0.50	= + 5.50		— 6	+ 0.50	= — 5.50
+ 6	+ 0	= + 6		— 6	+ 0	= — 6
— 6	+ 13	= + 7		+ 6	— 13	= — 7
— 5	+ 13	= + 8		+ 5	— 13	= — 8
. . . .				. . . .		
— 1	+ 13	= + 12		+ 1	— 13	= — 12
0	+ 13	= + 13		0	— 13	= — 13
+ 1	+ 13	= + 14		— 1	— 13	= — 14
. . . .				. . . .		
+ 6	+ 13	= + 19		— 6	— 13	= — 19

MIROIR MI-PARTI PLAN ET CONCAVE

J'ai apporté depuis peu, au miroir de cet instrument, une petite modification qui a bien son importance en pratique, surtout dans les cliniques très-fréquentées, où le temps consacré à l'examen de chaque malade est nécessairement fort limité.

Au lieu de deux miroirs, plan et concave, pouvant se

substituer l'un à l'autre, j'ai mis un seul miroir fixe, mi-parti plan et concave. Ce sont, à vrai dire, deux moitiés de miroir juxtaposées suivant un de leurs diamètres et prises dans la même monture. La plaque métallique PP' (fig. 5)

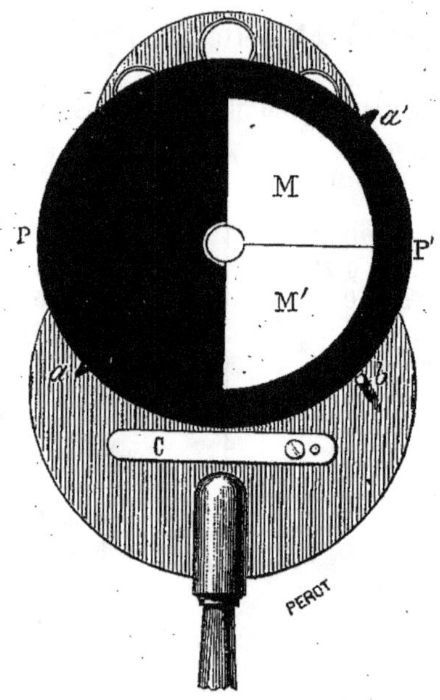

Fig. 5. — Miroir mi-parti plan et concave.

qui les recouvre en partie est disposée sur la figure, de façon à laisser à découvert la moitié A, A' de chacun d'eux.

Cette plaque ou écran peut décrire un demi-cercle autour de l'ouverture du miroir comme centre, et suivant que l'une ou l'autre des saillies a et a' vient butter contre le point d'arrêt b, le miroir supérieur, qui est concave, ou l'inférieur, qui est plan, se trouve mis entièrement à découvert, l'autre étant au contraire masqué en totalité.

L'observateur, sans se déranger de son examen, et par

un simple mouvement du doigt indicateur, peut donc éclairer le fond de l'œil avec chacun des deux miroirs successivement.

Bien que la surface réfléchissante se trouve ainsi diminuée de moitié, l'éclairage est bien suffisant, même avec une lampe à huile ordinaire.

La fabrication de ces miroirs présente une petite difficulté. Chacune des deux moitiés doit être taillée dans un disque complet, après que ce dernier a été préalablement perforé à son centre. Si, pour laisser un passage à la lumière, on se borne à enlever le tain au niveau de la partie centrale, comme dans les ophthalmoscopes ordinaires, la juxtaposition des deux miroirs donne une surface de séparation qui dévie les rayons lumineux et rend l'instrument impropre à tout usage.

PHAKOMÈTRE

Présenté à la Société de biologie.

Depuis longtemps, les oculistes et les opticiens étaient à la recherche d'un instrument simple, peu coûteux, d'un maniement facile, qui permît de *déterminer* ou de *vérifier* exactement et rapidement le numéro des lentilles d'essai et des verres de lunettes. Le phakomètre dont on va lire la description, résout le problème d'une façon aussi pratique que possible.

Il se compose (fig. 6) : d'un premier tube en cuivre de 3 centimètres environ de diamètre, terminé à son extrémité postérieure par un diaphragme *d* de 1 centimètre

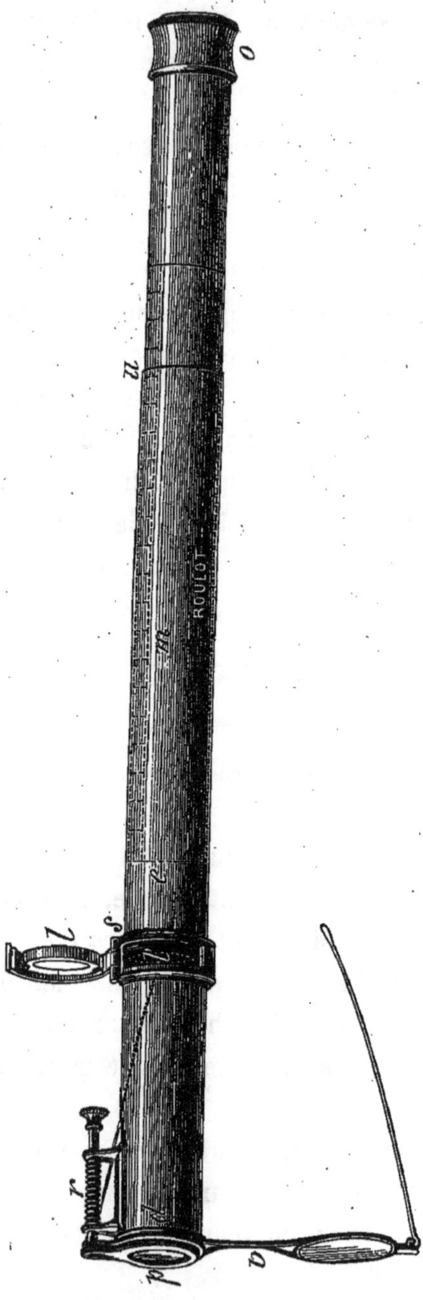

Fig. 6. — Phakomètre.

d'ouverture environ, contre lequel s'applique le verre à examiner. Un presse-objet p, tendu par un ressort à boudin r, maintient le verre en place, de façon à laisser les mains libres pour la manœuvre de l'instrument.

Dans ce premier tube se trouve une lentille biconvexe l'' séparée du diaphragme par un intervalle dl' précisément égal à sa longueur focale. Cette lentille est mobile autour d'un pivot extérieur, de manière qu'ont peut à volonté la laisser en place dans le tube, ou bien la porter au dehors, comme il est indiqué en l. Elle cesse alors de jouer aucun rôle.

Un second tube glisse à frottement dans le premier; son extrémité postérieure porte une plaque de verre dépoli e, formant écran. Sur la longueur de ce tube est gravée une double graduation m indiquant les longueurs focales en *pouces*, pour les anciennes lentilles, et la puissance réfringente en dioptries, demi-dioptries et quarts de dioptrie, pour les nouvelles.

Étant donné un verre de lunette ou une lentille d'essai dont on désire *connaître* ou *vérifier* le numéro, on devra, avant de procéder à cette recherche, se conformer aux instructions suivantes, en ce qui regarde la situation à donner à la lentille du phakomètre.

A. *Pour les verres positifs et négatifs, de 0,50 à 10 dioptries (de 72 pouces à 4 pouces de foyer).* — Laisser en place, dans le tube, la lentille du phakomètre, comme il est indiqué en l'.

B. *Pour les verres positifs, de plus de 10 dioptries (plus de 4 pouces.)* — Porter la lentille au dehors du tube, en

Dans ce cas, le rôle de l'instrument se réduit à mesurer

directement la longueur focale du verre examiné, en recevant sur l'écran l'image d'objets situés au loin.

C. *Pour les verres négatifs de plus de 10 dioptrise (plus de 4 pouces.)* — Laisser la lentille dans le tube, de plus, juxtaposer au verre dont on cherche le numéro une lentille positive de 10 dioptries, dont on aura vérifié la justesse une fois pour toutes. On devra, par conséquent, ajouter le nombre 10 au numéro de la graduation auquel on sera arrivé dans cette épreuve. Par exemple, si on est tombé sur le numéro — 5,5, c'est que le verre examiné a une puissance réfringente égale à $- (\overline{5},50 + 10) = - 15, 50$.

Il est bon de faire deux déterminations, l'une en plaçant la lentille $+$ 10 en avant du verre examiné, l'autre en la plaçant derrière. On prend la moyenne et on corrige ainsi l'erreur pouvant résulter de l'épaisseur des verres.

Pour les verres voisins de 10 dioptries, positives ou négatives, une petite difficulté se présente tout d'abord; c'est que l'examinateur, ne pouvant pas savoir à première vue si le verre a un peu plus ou un peu moins de 10 centimètres de foyer, se trouve embarrassé dans le choix du procédé à mettre en usage. Dans ce cas, une épreuve préliminaire tranche immédiatement la question.

Supposons, par exemple, qu'un verre convexe soit examiné par le procédé A. Si, en procédant comme il va être dit, aucune image nette ne vient se former sur la plaque de verre dépoli, quelle que soit la position qu'on lui donne dans le tube, c'est que le verre dont il s'agit a moins de 10 centimètres de foyer. On recommencera donc l'épreuve en s'y prenant comme il a été dit en B.

Du reste, les 99 centièmes au moins des verres de lunette

ayant moins de 10 centimètres de foyer, on n'aura que très-
exceptionnellement à mettre en usage les procédés B et C.

Ceci posé, et le verre de lunette dont il s'agit de déterminer le numéro étant mis en place contre l'extrémité
postérieure de l'instrument, comme l'indique la figure 6,
l'examinateur appliquera l'œil contre l'œilleton *o*, et visera
un objet éloigné, comme il pourrait le faire avec une lunette
d'approche; puis, faisant glisser le premier tube sur le
second, en avant ou en arrière, suivant que l'image reçue
par le verre dépoli devient plus nette dans un sens que dans
l'autre, il cherchera la *mise au point* la plus exacte possible, absolument comme s'il s'agissait de mettre au point
la plaque d'un appareil photographique. A ce moment, le
numéro du verre examiné est donné par le numéro de la
graduation auquel correspond l'extrémité antérieure *u* du
premier tube.

Dans les épreuves A et C, la plaque de verre dépoli se
meut entre les points *l* et *u;* dans l'épreuve B, elle se meut
seulement de *d* en *l'*.

Pour que l'épreuve soit aussi bonne que possible, il
faut fixer de préférence des objets offrant d'assez fins détails.
Le plus léger défaut de mise au point devient alors facilement appréciable. *Une branche d'arbre,* une grille, l'en-
seigne d'un boutiquier, les affiches des rues, sont des objets
très-convenables pour ce genre d'examen, à la seule condition d'être distants d'au moins 5 ou 6 mètres. On a alors
une approximation à 1/4 de dioptrie près, ce qui est la plus
faible différence entre deux verres consécutifs des nouvelles
boîtes.

Si on désire une approximation à 1/10 de dioptrie près,

ce qui n'est guère nécessaire que pour les verres faibles, l'objet fixé devra être distant d'*au moins* 10 mètres. D'une façon générale, les déterminations sont d'autant plus précises que la distance est plus grande.

L'instrument présente cet avantage que les anomalies de réfraction de l'œil observateur n'ont aucune influence fâcheuse sur la précision des résultats. Si l'examinateur est myope, il appliquera l'œil près de l'œilleton; s'il est presbyte, il s'éloignera autant qu'il sera nécessaire... Dans un cas comme dans l'autre, il pourra faire usage des lunettes dont il a l'habitude de se servir pour la vision de près.

Du reste, l'œilleton, qui s'enlève à volonté, est disposé de façon à recevoir au besoin une petite lentille corrigeant exactement l'anomalie de réfraction de l'observateur. Il suffit d'en faire connaître à l'avance le numéro au fabricant. Mais, je le répète, cette lentille n'est pas indispensable; les lunettes ou le binocle porté habituellement suffit.

Remarque. — Généralement la recherche du numéro des verres de lunette se fait à un moment de la journée où il fait assez clair pour que l'observateur, se plaçant à une fenêtre, puisse avoir une image bien distincte des objets extérieurs. S'il en est autrement, si on opère le soir ou dans une chambre noire, à la lumière artificielle, les déterminations sont tout aussi faciles, à la seule condition de connaître exactement la distance qui sépare l'extrémité postérieure de l'instrument, de l'objet éclairé dont l'image doit venir se former sur le verre dépoli. Pour rendre le calcul aussi simple que possible, le mieux est de se placer à une distance de 1 mètre juste. Dans ce cas, les numéros obtenus sont toujours trop forts de 1 dioptrie $\left(\frac{1}{40}\right.$ ancien$\left.\right)$ pour les verres négatifs, trop faibles au contraire de la même quantité pour les verres positifs.

Exemples : si la graduation marque $+ 4$, le numéro du verre examiné est $+ 5$; si elle marque $- 3$, le numéro exact est $- 2$.

Si la distance en question était de 2 mètres, la différence serait de 1/2 dioptrie seulement.

Pour n'avoir à faire aucune correction, on pourrait aussi viser un objet réfléchi par une glace, de façon à doubler la longueur de la pièce où l'on opère.

Un abat-jour ou un globe de verre dépoli, présentant quelques dessins, sont d'excellents objets d'épreuve pour les déterminations faites à la lumière d'une lampe.

THÉORIE

Soient deux lentilles sphériques centrées sur le même axe (fig. 8), l'une convergente A, de distance focale connue, qui représente la lentille du phakomètre ; l'autre convergente ou divergente B, de distance focale inconnue, figurant le verre de lunette dont on cherche le numéro.

Supposons que ces lentilles aient entre elles les rapports suivants :

1° La seconde lentille B est au foyer postérieur o' de la première ;

2° Les deux lentilles ont pour effet de faire converger en avant de la première, sur un écran placé en un certain point a', dont la distance à o est connue, les rayons parallèles tels que *mn*, *m'n'*, partis d'un point situé à l'infini, en arrière de la seconde lentille.

Si les rayons *mn*, *m'n'* n'étaient réfractés que par la lentille B, ils iraient se réunir au foyer antérieur *a* de cette lentille. Ne connaissant pas la longueur focale de B, nous

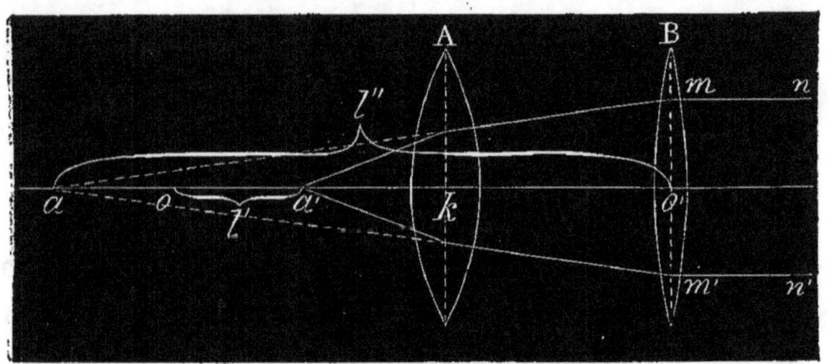

Fig. 7.

ignor ons où est situé le point *a*, mais nous savons qu'après avoir été réfractés une seconde fois par la lentille A dont la puissance réfringente nous est connue, les rayons en question vont former foyer en *a'*. Le point *a* est donc l'image de *a'* par rapport à la lentille A.

Soit f' la longueur focale de A;

— *o* et *o'*, Les foyers antérieur et postérieur de cette lentille;

— l' La distance de *a'* au foyer antérieur;

— F, La longueur focale de B;

$l'' = $ F, La distance de *a* au foyer postérieur *o'*, de la lentille A.

On sait qu'il existe entre ces quantités la relation suivante :

$$f^2 = l'l'$$

Ce qui, dans notre système optique, puisque $l'' = F$ peut s'écrire :

$$f'^2 = l'F, \text{ d'où } F = \frac{f'^2}{l'} \cdot$$

Soit N le numéro, en dioptries, de la lentille B. On sait que $F = \frac{1}{N}$; portant cette valeur de F dans l'équation précédente, on obtient finalement : -

$$N = \frac{l'}{f'^2} \cdot$$

Par conséquent, si au point o, foyer antérieur de la lentille du phakomètre, on place le zéro de la graduation, et si à partir de ce point, en deçà et au delà, on trace des divisions séparées les unes des autres par une distance toujours égale à f^2, et numérotées $+ 1, + 2, + 3... - 1, - 2, - 3...$ etc., on aura, en désignant par n le numéro de la graduation occupé par le point a', c'est-à-dire par l'écran, au moment où il reçoit une image parfaitement nette de l'objet visé, $N = n$.

La lentille du phakomètre a 10 centimètres de foyer; les traits de la graduation correspondants aux dioptries sont par conséquent distants les uns des autres de 1 centimètre $[(0^m,10)^2 = 0^m,01]$. Les quarts de dioptrie sont représentés par un intervalle de 2 1/2 millimètres, et par conséquent très-appréciables.

Mais il est facile de voir que si la lentille inconnue B a moins de $0^m,10$ de foyer, l'image vient se former entre A et B, et la théorie ci-dessus cesse de recevoir son application. Il faut alors porter au dehors du tube la lentille du phakomètre, rendue mobile à cet effet, et recevoir directement sur l'écran les rayons réfractés par le seul verre B.

On pourrait éviter cela en donnant à la lentille A une distance focale égale à celle du plus puissant verre collectif de nos boîtes d'essai (0^m,05 de foyer); mais alors chaque dioptrie, au lieu d'être mesurée sur la graduation par un intervalle de 10 millimètres, ne serait plus représentée que par 2^{mm},5, ce qui rendrait difficile les évaluations des demi-dioptries et quarts de dioptrie.

Quant aux verres concaves, il suffit de donner à la partie du tube qui se trouve en avant du zéro de la graduation, autant de fois 1 centimètre que l'on veut pouvoir mesurer de dioptries négatives. Pour ne pas rendre l'instrument trop long, le fabricant s'est arrêté au chiffre de — 10 dioptries.

Les verres de plus de 10 dioptries négatives sont en somme rarement employés. Quand il s'en rencontre, on détermine leur numéro avec une exactitude très-suffisante, en leur accolant, comme il a été dit, une lentille positive de 10 dioptries, qui diminue d'autant leur action dispersive.

L'instrument présente cette particularité intéressante et fort utile en pratique, que : « *la grandeur de l'image qui vient se former sur la plaque de verre dépoli, reste constante pour une même distance de l'objet d'épreuve, quelle que soit la lentille dont on cherche le numéro.*

Le fait est facile à constater expérimentalement. En voici la démonstration théorique :

Soit *b* la grandeur de l'objet qui sert d'épreuve;

— *l,* Sa distance au foyer postérieur (non indiqué sur la figure) de la lentille B;

— *b'*, L'image qui viendrait se former en *a;*

— *b''*, L'image qui se formera en *a'*.

Faisant au système de lentilles du phakomètre l'application de formules connues, on a :

$$\frac{b}{b'} = \frac{l}{F} \ (1), \ \text{et} \ \frac{b'}{b''} = \frac{l''}{f'} = \frac{F}{f'} \ (2)$$

multipliant membre à membre les équations (1) et (2), il vient, après simplification :

$$b'' = b\,\frac{f'}{l}.$$

Si b, f' et l restent invariables, b'' conservera donc la même grandeur. La mise au point se fait par conséquent, dans chaque détermination, avec une précision toujours la même, quelle que soit la puissance réfringente du verre essayé, à la condition de fixer chaque fois un même objet placé à la même distance.

En somme, ce phakomètre n'est autre chose que mon optomètre, dans lequel l'oculaire est devenu l'objectif, et dans lequel la réduction photographique de l'échelle de Snellen est remplacée par une simple plaque de verre dépoli.

Applications diverses. — Une lunette terrestre construite sur le modèle de l'instrument que je viens de décrire, permettrait de mesurer la distance qui sépare l'observateur d'un point plus ou moins éloigné, sans avoir à mesurer aucune base, et pourrait rendre d'importants services, surtout dans les cas où il s'agit de points inaccessibles.

Le principe est facile à saisir.

On conçoit, en effet, que les rayons lumineux qui partent d'un point situé, par exemple, à 100 mètres arrivent à l'instrument avec le même degré de divergence que des rayons venant de l'infini qui auraient traversé une lentille concave de 1/100 de dioptrie, placée à l'ouverture du tube. La position de l'écran pour laquelle l'image est le plus nette possible, sera donc la même dans les deux cas. Mais il est évident que, pour de très-grandes distances, il faudrait que la lentille du phakomètre eût un très-long foyer, de façon à pouvoir indiquer, sur la graduation, les centièmes et les millièmes de dioptrie.

On pourrait encore tirer parti d'un pareil système de lentilles pour construire un microscope permettant de mesurer l'épaisseur des éléments histologiques.

Ce sont là des choses que je ne puis qu'indiquer ici.

Note. — Dans le numéro des *Annales d'oculistique* de novembre-décembre 1877 (p. 205), M. Javal, en parlant du moyen habituellement employé par les oculistes pour vérifier l'exactitude des verres, dit ceci : « On arrive plus rapidement au but qu'avec le phakomètre (*de Snellen*), et plus exactement qu'avec le focomètre de Badal; les opticiens ne procèdent pas autrement. »

Si les opticiens ne procèdent pas autrement, il y a à cela une bonne raison, c'est que jusqu'ici ils n'ont eu aucun autre procédé à leur disposition.

Quant à l'appréciation de M. Javal relativement à mon *focomètre* ou *phakomètre* — le nom importe peu, — je ne puis l'accepter, malgré la haute opinion que j'ai de mon savant confrère.

M. Javal a eu entre les mains un premier modèle où chaque dioptrie était mesurée, comme dans mon optomètre, par une intervalle de 4 millimètres. Même avec cette graduation il est facile d'apprécier des différences de 1/4 de dioptrie.

Sur le nouveau modèle, l'intervalle correspondant à chaque dioptrie, a été porté à 10 millimètres, plus que doublé par conséquent. Dans ces conditions, l'instrument est tout aussi précis et en tous cas bien autrement simple et expéditif que le phakomètre de Snellen.

D'ailleurs, il y a un moyen bien simple de vérifier l'exactitude du nouveau phakomètre; c'est de viser, sans l'interposition d'aucun verre, un objet situé à l'infini (20 mètres au moins); on doit tomber juste sur le zéro de la graduation et ce point doit être distant de 10 centimètres du centre optique de la lentille, ce dont il est facile de s'assurer à l'aide d'un décimètre. J'ajouterai que la méthode indiquée par M. Javal pour vérifier l'exactitude d'une série de verres, est bien loin d'être aussi parfaite qu'il le suppose.

Voici, d'après notre confrère, la marche à suivre :

« Commencez par vérifier que le verre convexe n° 1 mesure bien un mètre de distance focale principale. Il suffit, à cet effet, de projeter sur un mur blanc l'image d'un objet éloigné : arbre, arête d'un toit, etc.; pour que l'image soit nette, la lentille n° 1 doit être tenue à environ un mètre du mur : une erreur de 3 ou 4 centimètres en plus ou en moins est parfaitement acceptable. »

J'ignore comment s'y prend M. Javal pour obtenir à un mètre de distance des images nettes sur un mur blanc. Quant à moi, je n'ai pu obtenir de cette façon que des images fort peu accusées, et j'avoue qu'il me serait impossible de déterminer ainsi le foyer d'une lentille à 4 centimètres près.

En supposant que cela puisse se faire, on aura déjà une erreur *possible* de 4 centièmes de dioptrie à laquelle viendra peut-être s'ajouter celle résultant de ce que l'objet d'épreuve n'est pas situé à l'infini. Les cabinets d'oculistes n'ont pas en général un horizon bien étendu. Admettons que l'examinateur dispose d'un espace de 20 mètres, l'erreur commise sera de 1 vingtième de dioptrie : total 9 centièmes, près de 1 dixième ; c'est déjà quelque chose.

— Cela fait, dit M. Javal :

« Superposez le verre — 1 au verre + 1 D, et tenant ces verres *à bras tendu*, assurez-vous qu'en visant un objet à travers ces verres, il ne paraît pas se mouvoir quand vous déplacez ces verres dans leur plan par de légers mouvements de bras.

» Les deux verres — 1 étant vérifiés, en les superposant au verre + 2 et constatant que ces trois verres, tenus à bout de bras, ne donnent pas de parallaxe aux objets éloignés, quand vous remuez le bras, vous aurez vérifié le verre + 2, qui peut servir à contrôler — 2, etc. »

Théoriquement, cela est parfait ; en pratique, la méthode ne laisse pas que de rencontrer quelques difficultés. M. Javal ne tient compte ni de l'épaisseur des trois verres superposés, ce qui, pour les numéros faibles, est peu de chose, j'en conviens ; ni de l'erreur légère, mais inévitable et chaque fois répétée, résultant de la difficulté qu'éprouve l'examinateur à s'assurer qu'il y a ou qu'il n'y a pas de déplacement parallactique. Ces erreurs peuvent se neutraliser ; elles peuvent aussi s'ajouter : on n'est sûr de rien. En réalité, il est assez difficile de savoir par ce moyen si deux verres superposés se neutralisent exactement.

Pour les verres forts, c'est bien autre chose. Il résulte de leur épaisseur même que la neutralisation ne peut avoir lieu, et cela est si vrai que lorsque deux verres superposés, numérotés par exemple $+$ 10 et $-$ 10, ne donnent aucun déplacement parallactique, on peut hardiment en conclure que l'un des deux au moins est inexact.

Et que fera-t-on s'il se trouve qu'un des verres de la série, nécessaire à la vérification des verres suivants, n'est pas exact? Faudra-t-il attendre que le fabricant en ait envoyé un autre?

Mais enfin, je veux bien admettre que cette vérification laborieuse ait permis de constater la parfaite exactitude de tous les verres de la boîte; il n'en faudra pas moins, chaque fois qu'un malade présentera à l'oculiste des verres de lunette non numérotés, et le cas est fréquent, chercher en tâtonnant quelle est celle des lentilles d'essai qui neutralise ces verres. De là, une perte de temps dont on se passerait fort bien.

ŒIL ARTIFICIEL

POUR ESSAIS OPTOMÉTRIQUES ET OPHTHALMOSCOPIQUES

Présenté à la Société de biologie.

L'appareil dioptrique est représenté par une lentille biconvexe de 17 1/2 millimètres, placée à 4 1/2 millimètres en arrière d'une cornée fictive, c'est-à-dire sans action réfringente. Le foyer antérieur de l'œil se trouve donc à peu près, comme dans l'œil schématique de Listing, à 13 millimètres du sommet de la cornée, et le foyer postérieur à 22 millimètres.

On verra plus loin quel motif m'a fait choisir une lentille de 17 1/2 millimètres de foyer.

Le fond de l'œil est représenté par une série de dessins pouvant se substituer les uns aux autres et figurant les principales affections de la rétine et de la choroïde.

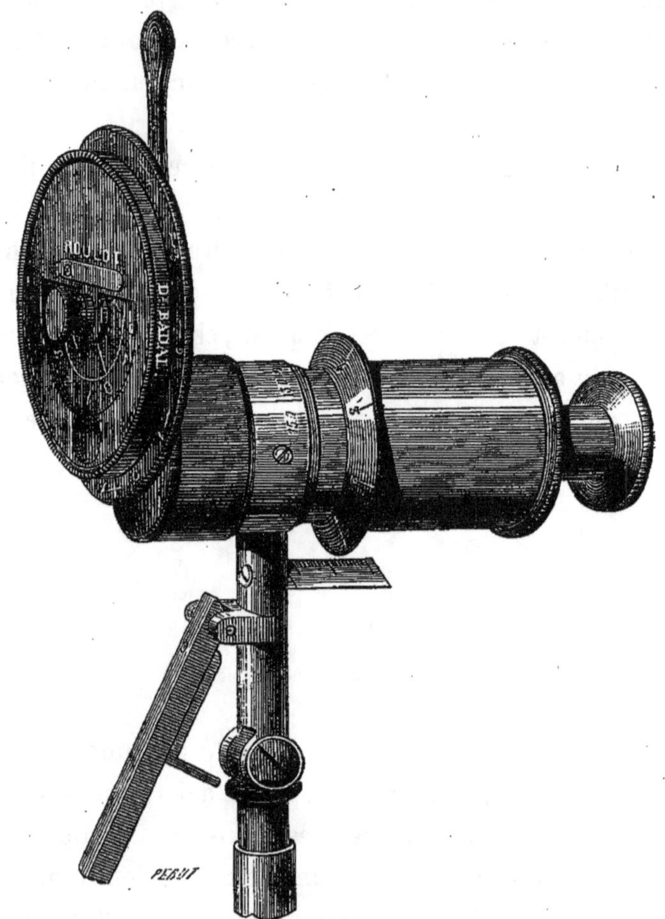

Fig. 8. — Œil artificiel.

On peut y placer aussi un verre dépoli réticulé sur lequel viennent se peindre les objets extérieurs, ou encore une très-petite réduction photographique des échelles métriques de

Snellen, ce qui permet de se rendre compte très-aisément de l'influence des verres correcteurs et des différents états amétropiques de l'œil sur l'acuïté visuelle.

En avant de la lentille principale se trouvent (fig. 8) deux disques superposés, percés chacun d'un certain nombre d'ouvertures et tournant isolément autour d'un même axe. Le premier disque porte les lentilles métriques, sphériques, positives et négatives, de 1 à 6, plus une ouverture vide ; le second, les lentilles sphériques + 13 et — 13, les lentilles cylindriques, positives et négatives, de 1 à 5, et une ouverture vide.

Ces verres, employés isolément ou combinés entre eux, permettent de reproduire :

1° Tous les degrés de myopie et d'hypermétropie, par excès ou insuffisance de pouvoir réfringent, de 1 à 19 dioptries;

2° L'astigmatisme simple, myopique ou hypermétropique, de 1 à 5;

3° L'astigmatisme composé et mixte dans leurs formes les plus variées.

De plus, à l'aide d'un mécanisme fort simple, l'astigmatisme peut être produit dans toutes les directions possibles. A cet effet, les deux disques dont il a été question sont portés sur une tige fixée elle-même à un collier qui tourne autour de l'axe optique de l'œil, comme centre, de telle sorte qu'un verre cylindrique, une fois mis en place, peut subir un mouvement de rotation complet sur lui-même, l'axe du verre venant occuper telle position que l'on désire.

La myopie et l'hypermétropie axiles (par allongement ou raccourcissement de l'axe antéro-postérieur de l'œil) sont obtenues à l'aide du déplacement de la plaque qui figure la rétine. Cette plaque est portée par un tube cylindrique muni d'un pas de vis de 9 dixièmes de millimètre. Il en résulte qu'à chaque tiers de rotation, le fond de l'œil se déplace de 3 dixièmes de millimètre.

Or on sait qu'entre les longueurs focales antérieure et postérieure F et F′ d'un œil, le numéro N du verre correcteur de l'amétropie et la distance d de la rétine au foyer postérieur de l'appareil dioptrique, il existe la relation suivante :

$$d = \text{NFF}'.$$

Ici, la lentille choisie étant placée dans l'air, les deux distances focales sont égales entre elles, et le produit FF′ n'est autre que la puissance carrée de 17 1/2 millimètres, qui est précisément égale à 3 dixièmes de millimètre :

$$(0^{\text{m}},0175)^2 = 0^{\text{m}},0003.$$

Les élèves peuvent ainsi vérifier facilement cette loi connue, à savoir qu'à une différence de 3 dixièmes de millimètre dans la longueur de l'axe antéro-postérieur d'un œil d'appareil dioptrique normal, correspond une différence de 1 dioptrie dans le numéro du verre métrique correcteur de la myopie ou de l'hypermétropie.

On arrive au même résultat en adoptant le schéma de Donders : une seule surface réfringente de 5 millimètres de rayon, séparant l'air de l'eau ; mais l'introduction d'un liquide dans un instrument d'optique à parois mobiles, me paraît devoir exposer l'appareil à des dérangements fréquents.

Il eût été difficile, sur une échelle graduée à 3 dixièmes de millimètre, de graver des numéros visibles à l'œil nu. La difficulté a été tournée de la façon suivante.

La partie postérieure de l'appareil se termine par une tige cylindrique de 1 centimètre de diamètre environ. A cette tige est fixé un fil que maintient tendu un poids glissant dans une gouttière métallique verticale, graduée en centimètres et demi-centimètres (1). A chaque rotation complète du cylindre qui porte la plaque rétinienne, le fil s'enroule ou se déroule, par conséquent, de 3 centimètres (1 centimètre par dioptrie), ce qui est plus que suffisant pour permettre d'apprécier, même à distance, un quart de dioptrie.

A l'aide de cet œil artificiel, les élèves peuvent s'exercer seuls au maniement des divers ophthalmoscopes et à la mesure ophthalmoscopique de la réfraction. Ils peuvent vérifier les lois de l'optique physiologique, relatives à l'influence de l'amétropie axile, de l'amétropie de courbure et des verres correcteurs sur la grandeur des images rétiniennes, et par conséquent aussi sur l'acuïté visuelle.

(1) Sur le modèle représenté par la fig. 8, cette gouttière se trouve supprimée, et la graduation est seulement de dioptrie en dioptrie, sur la tige horizontale placée au-dessous du corps de l'instrument.

III

ÉTUDE SUR L'ÉTIOLOGIE DES MALADIES DES VOIES LACRYMALES

DE L'INFLUENCE DES ANOMALIES DE LA RÉFRACTION

Première communication à la Société de biologie. — Séance du 4 novembre 1876.

La cause première des maladies des voies lacrymales est souvent fort obscure. Telle est probablement la raison de l'éclectisme avec lequel on énumère à ce sujet, dans les ouvrages classiques, toutes les causes banales qui ne pouvaient manquer de se présenter à l'esprit. Rien n'a été omis au tableau, si ce n'est la cause peut-être la plus fréquente, je veux parler des anomalies de la réfraction.

Il pourra paraître surprenant qu'un fait aussi considérable ait passé jusqu'ici inaperçu; pourtant, après avoir consulté avec soin nos traités classiques d'ophthalmologie les plus récents, je puis affirmer qu'il n'y est question nulle part des anomalies de la réfraction comme cause possible des maladies des voies lacrymales.

Diverses particularités, fort significatives et relatées par les auteurs modernes, auraient pu cependant les mettre sur la voie.

1° *Les maladies des voies lacrymales sont relativement rares chez les enfants en bas âge.* — Dans l'hypothèse d'une anomalie de la réfraction, l'explication du fait est facile.

L'appareil de la vision ne pouvant éprouver quelque fatigue qu'à partir du moment où les enfants sont mis à l'école, c'est-à-dire vers l'âge de six ou sept ans, les conséquences fâcheuses de la myopie ou de l'hypermétropie ne sauraient se manifester avant cette époque.

Si la scrofule, les maladies du périoste ou des os de la face, les affections inflammatoires de la conjonctive ou de la membrane de Schneider, extrêmement fréquentes chez les enfants en bas âge, étaient la cause la plus habituelle des maladies des voies lacrymales, comme on paraît le croire, c'est surtout pendant la première enfance que ces dernières devraient apparaître; or c'est précisément le contraire qui a lieu.

2° *Les maladies des voies lacrymales sont beaucoup plus fréquentes chez les femmes que chez les hommes.* — La raison en est bien simple. La plupart des femmes sont occupées à des travaux de couture qui les obligent à une attention constante; beaucoup d'ouvrières travaillent jusqu'à une heure avancée de la nuit, et souvent à un mauvais éclairage. Si elles se trouvent myopes à un degré avancé, ou hypermétropes, elles imposent par conséquent une fatigue excessive au muscle droit interne ou au muscle ciliaire. Rien de semblable n'a lieu en général chez l'ouvrier; pour lui, la fatigue de la vision est presque nulle.

Une alimentation moins réparatrice que celle de l'homme, et souvent insuffisante, en affaiblissant la puissance d'action des muscles qui président à l'accommodation et à la convergence, vient encore s'ajouter, chez la femme, aux causes d'asthénopie que je viens de signaler.

Cette explication de la préférence marquée des maladies

des voies lacrymales pour le sexe féminin me paraît beaucoup plus conforme à la réalité que celle donnée par plusieurs auteurs, à savoir : la conformation des os de la face chez la femme.

3° Beaucoup de malades se plaignent de troubles visuels qui ne sont autres que ceux de l'asthénopie accommodative. — Il est impossible de s'y méprendre : fatigue rapide de la vue surtout marquée le soir à la lumière, clignements répétés, sensation de brûlure, douleur périorbitaire ; injection presque permanente de la conjonctive, sujette à exacerbations. Quelques-uns ressentent de véritables douleurs névralgiques dans toute la moitié de la tête, du côté du rétrécissement des voies lacrymales.

Tout en reconnaissant que cet état morbide de l'œil présente plus d'une analogie avec l'asthénopie des hypermétropes, M. Abadie, dans son livre, s'élève contre une pareille confusion et cherche à expliquer les troubles signalés, par l'irritation continue que les larmes altérées font subir aux filets nerveux de la conjonctive et de la cornée, ou par une coïncidence d'une névralgie du trijumeau avec l'affection des voies lacrymales. Il avoue d'ailleurs que ce ne sont là que des hypothèses.

M. Galezowski, sans chercher aucune explication, énumère sous le titre d'asthénopie lacrymale un certain nombre de symptômes qui sont absolument ceux de l'asthénopie accommodative.

En réalité, ces malades sont bel et bien hypermétropes, mais presque toujours l'amétropie est peu considérable, ce qui explique jusqu'à un certain point qu'elle ait pu passer inaperçue.

Il est rare en effet, si l'accommodation n'a pas été paralysée par l'atropine, que l'examen de la réfraction à l'aide des verres de la boîte d'essai ou des optomètres donne des résultats concluants; il est indispensable, en pareil cas, d'avoir recours à l'ophthalmoscope à réfraction.

L'hypermétropie n'est pas la seule anomalie capable d'amener à sa suite le rétrécissement ou l'oblitération des voies lacrymales; j'ai noté aussi un certain nombre de cas de myopie. Enfin la différence de réfraction des deux yeux (*anisométropie*) m'a paru être une cause fréquente de ces affections.

On pourra s'étonner que des anomalies de sens contraire, la myopie et l'hypermétropie, puissent, chez certains individus, aboutir au même résultat. Tout d'abord cela me parut singulier; mais en observant un plus grand nombre de malades, l'explication du fait se présenta pour ainsi dire d'elle-même : *l'hypermétropie observée en pareille circonstance est généralement de faible degré; au contraire la myopie est de degré élevé.* Je ne sais si d'autres observations viendront modifier ce jugement. Voilà ce que j'ai constaté jusqu'à présent.

Assez souvent les hypermétropes sont en même temps presbytes, et j'ai fait cette remarque que la plupart d'entre eux, par incurie, ignorance des règles les plus élémentaires de l'hygiène de la vue, ou encore par suite d'un parti pris bien arrêté, ne portaient pas de lunettes.

Le muscle ciliaire, obligé de compenser, même pour la vision au loin, le déficit de réfraction statique, se trouve en état de contraction permanente. De là injection du globe de l'œil, qui se propage peu à peu, par l'intermédiaire des tissus voisins, à la muqueuse des voies lacrymales. Existe-t-il en même temps une étroitesse congénitale de ces conduits, ou une prédisposition aux affections catarrhales; une cause fortuite : fatigue excessive de la vue, impression du froid humide, contusion, etc., vient-elle ajouter son influence congestive à celle de l'asthénopie : il n'en faut pas davantage pour que, à la simple congestion — qui, souvent, a passé inaperçue pendant des années — viennent succéder l'oblitération et les accidents qui en sont la conséquence.

Les clignements répétés auxquels sont sujets les amétropes ont pour effet de déterminer un appel exagéré de larmes. La suractivité fonctionnelle imposée à l'appareil d'élimination et le passage incessant d'un produit de sécrétion peut-être plus irritant que de coutume, sont autant de conditions favorables au développement de la phlegmasie catarrhale.

Reste à expliquer pourquoi les hauts degrés d'hypermétropie paraissent échapper à une complication aussi fâcheuse. En voici, je crois, la raison : toutes les fois que le déficit de réfraction est considérable, il arrive, de deux choses l'une : ou bien que les malades viennent réclamer de bonne heure les soins de l'oculiste, sont pourvus de lunettes et voient cesser par conséquent l'asthénopie; ou bien que, ne faisant pas appel aux ressources de l'art et ne pouvant accommoder suffisamment pour avoir une vision nette des objets, à quelque distance que ce soit, ils finissent par y renoncer et se mettent à lire et à travailler à la façon des myopes, relâchant complétement leur accommodation et sacrifiant la netteté à la grandeur des images. Le fait est bien connu depuis les travaux de Donders.

Dans la myopie, ce n'est plus la fatigue du muscle ciliaire, mais bien celle du droit interne, qui est le point de départ des accidents. Et ce qui le prouve bien, c'est que la myopie observée en pareil cas est toujours considérable. La congestion ou même l'inflammation des membranes profondes, qui n'est que trop souvent la conséquence de l'ectasie, vient probablement joindre son action à celle de l'asthénopie musculaire.

L'*anisométropie* me paraît jouer un rôle considérable dans la production des maladies des voies lacrymales. Presque toujours la différence de réfraction est faible, et cela s'explique parfaitement. On sait, en effet, que la vision binoculaire n'est possible dans l'anisométropie qu'autant que la différence d'un œil à l'autre n'est pas trop considérable. Dans le cas contraire, un des yeux est exclu de la vision, à moins que le malade ne puisse se servir alternativement de l'un pour voir de loin, de l'autre pour voir de près. Or il est d'observation qu'en pareil cas les yeux se fatiguent peu. Néanmoins j'ai noté quelques cas d'obstruction des voies lacrymales coïncidant avec une différence de réfraction considérable et ne paraissant reconnaître aucune autre cause.

Lorsque les deux yeux sont hypermétropes à des degrés inégaux, celui qui l'est le plus est souvent seul atteint. Cela tient-il aux efforts d'accommodation faits par cet œil pour combler la différence de réfraction? Je serais porté à le croire; pourtant on admet aujourd'hui, contrairement à l'opinion de Buffon, que deux yeux inégaux ne peuvent accommoder pour la même distance, tant la tension accommodatrice est synergique des deux côtés. Je déclare que les expériences faites à ce sujet, en rendant les yeux artificiellement inégaux par le moyen d'un verre de lunette, ne me paraissent nullement concluantes. Rien ne prouve que les choses doivent se passer de la même façon dans des yeux anisométropes s'exerçant depuis l'enfance à égaliser leur différence de réfraction.

Je n'ai pas encore observé la coïncidence de l'astigmatisme et des maladies des voies lacrymales, ce que je ne puis expliquer que par le peu de fréquence des cas d'astigmatisme assez élevés pour déterminer des troubles de la vision.

Il est à peine besoin de dire que toutes les anomalies de la réfraction ne sont pas nécessairement suivies du catarrhe ou de l'obstruction des voies lacrymales; quelque communes que soient ces dernières elles sont heureusement rares, comparées à la fréquence des cas de myopie ou d'hypermétropie.

Une statistique portant sur un grand nombre de faits pourrait seule permettre d'établir avec quelque certitude quelle est la part afférente aux vices de construction de l'appareil dioptrique dans la production des maladies des annexes de l'œil. Je n'ai pas encore recueilli un assez grand nombre d'observations pour qu'il me soit possible de me prononcer à cet égard; le but de cette communication est surtout d'appeler l'attention de mes confrères sur la cause que je signale, et qui seule donne l'explication de ces cas, jusqu'ici obscurs dans leur étiologie.

Je dois dire cependant, avant de terminer, que M. Giraud-Teulon, à qui j'ai fait part de mes recherches, m'a dit avoir observé depuis longtemps la relation de cause à effet qui lie entre elles l'hypermétropie et les maladies des voies lacrymales. Je suis heureux de l'appui que ne peut manquer de prêter à ma cause l'opinion du savant ophthalmologiste.

L'enseignement à tirer de ces faits est qu'il est indispensable de donner aux malades des lunettes appropriées à l'état dé leur vue, si l'on ne veut voir persister l'asthénopie accommodative ou musculaire, cause première des accidents pour lesquels ils viennent réclamer nos soins.

Dans une communication faite il y a quelques mois à la Société de biologie (séance du 4 novembre 1876), j'ai avancé que les anomalies de la réfraction, et tout particulièrement l'hypermétropie, jouaient un rôle considérable dans le développement des maladies des voies lacrymales, et j'ai montré avec quelle facilité on se rendait compte, en se plaçant à ce point de vue, de certains faits connus depuis longtemps, mais dont on n'avait pu donner jusqu'alors une explication satisfaisante. Ces faits sont les suivants :

1° Les maladies des voies lacrymales sont relativement rares chez les enfants en bas âge.

2° Elles sont plus fréquentes chez les femmes que chez les hommes.

3° Beaucoup de malades sont atteints de troubles visuels semblables à ceux de l'asthénopie accommodative.

A l'appui de mon opinion j'ai réuni des faits qui, sans être en nombre assez considérable pour établir définitivement une statistique, suffiront du moins à montrer clairement, je l'espère, la relation qui existe, d'une part entre les vices de construction de l'appareil réfringent de l'œil et les troubles fonctionnels qui en sont la conséquence, et d'autre part, les affections de l'appareil lacrymal à tous leurs degrés.

Mes recherches ont porté sur les *deux mille quatre cents* derniers malades inscrits à ma clinique.

Sur ce nombre les affections des voies lacrymales ont été observées *cent soixante-cinq* fois.

La proportion est de 7 pour 100 environ. Cette proportion est variable suivant les saisons : elle s'élève à 10 pour 100 pendant les 6 mois d'hiver, et descend à 4 pour 100 pour la saison d'été. Chez tous les malades indistinctement les symptômes sont plus accusés pendant les temps froids.

Je continue à noter en passant quelques points qui pourront servir à l'histoire des maladies de l'appareil lacrymal.

L'influence du sexe est très-marquée ; cette particularité est signalée du reste par tous les auteurs.

J'ai trouvé :

```
Pour les hommes..................................  61 cas.
Pour les femmes................................  104
```

La proportion est de 3 à 5.

Contrairement à ce qui est dit dans quelques ouvrages classiques, je n'ai pas constaté que l'œil gauche fût atteint plus souvent que l'autre. Des chiffres ci-dessous :

```
Œil droit.......................................  59 cas.
Œil gauche.....................................  57
Les deux yeux.................................  49
```

il semble résulter que, dans un tiers des cas à peu près, les deux yeux sont atteints à la fois ; les deux autres tiers se partagent assez également entre l'œil droit et l'œil gauche.

Les professions le plus souvent notées peuvent être classées par groupe, suivant l'influence qui leur est spéciale.

Dans le premier groupe, de beaucoup le plus nombreux, se rangent les professions qui nécessitent la mise en jeu prolongée du pouvoir d'accommodation, et par conséquent la contraction incessante du muscle ciliaire : couturières, tailleurs, cordonniers, employés aux écritures, etc.

Le second groupe comprend les professions qui non-seulement s'exercent au grand air, mais encore obligent les personnes qui les pratiquent à subir les intempéries des saisons : tel est le cas pour les cochers de fiacre, les gardiens de la paix, certains employés de chemin de fer du service actif, les cultivateurs, etc.

Le troisième groupe est constitué, à Paris, presque uniquement par les concierges, c'est-à-dire par des personnes vivant dans une atmosphère confinée et viciée, et souvent obligées de travailler à la lumière du gaz pendant une partie de la journée.

Je me hâte de dire que l'influence de la profession suffit très-rarement, à elle seule, à amener une affection des voies lacrymales, s'il ne s'y joint une cause prédisposante qui est, le plus souvent, la fatigue de l'accommodation.

J'aborde maintenant le point essentiel de ma communication, à savoir : la relation de cause à effet qui existe entre les maladies des voies lacrymales et les anomalies de la réfraction statique ou dynamique.

Les figures schématiques jointes à mon travail mettent cette relation en évidence.

La courbe à trait plein de la figure 9 montre comment se répartissent les cas observés, quelle qu'en soit la cause, depuis la naissance jusqu'à l'âge de 85 ans. Chaque ligne verticale correspond à la période quinquennale qui précède. La courbe ponctuée indique quel est, pour chacune de ces périodes, le nombre de maladies de l'appareil lacrymal dont la cause m'a paru résider uniquement dans une anomalie de la réfraction. Je prends quelques exemples : de 25 à 30 ans, j'ai compté 16 cas de maladies des voies lacrymales, dont 8 par anomalies de la réfraction ; de 60 à 65 ans, 7 cas dont 2 par la même cause, etc. La différence, c'est-à-dire la distance en hauteur qui sépare les deux courbes, donne par conséquent, pour chaque période correspondante, le nombre des *causes diverses*.

Ces causes étant extrêmement nombreuses, chacune d'elles ne s'est présentée à mon observation qu'un petit nombre de fois, et j'ai dû en réunir quelques-unes par petits groupes pour arriver à établir en chiffres ronds le tableau suivant, qui montre comment se répartissent, au point de vue étiologique, les 165 cas sur lesquels porte ma statistique :

1er *Groupe*. — *Anomalies de la réfraction et de l'accommodation* : 87 cas sur 165, *soit environ* 53 p. 100.

Hypermétropie égale sur les deux yeux..............	40 p. 100.
Presbytie, fatigue de l'accommodation chez des emmétropes non presbytes..................................	5 —
Différence de réfraction entre les deux yeux (anisométropie)..	4 —
Astigmatisme, environ................................	2 —
Myopie égale sur les deux yeux, environ..............	2 —
Ensemble......	53 p. 100.

2e *Groupe*. — *Causes diverses compliquées ou non d'anomalies de la réfraction* : 78 cas sur 165, *soit environ* 43 p. 100.

Maladies des membranes profondes, cataractes.........	10 p. 100.
Conjonctivite granulaire.............................	6 —
Autres ophthalmies externes.........................	5 —
Maladies du système osseux..........................	5 —
Variole, érysipèle, fièvres éruptives.................	4 —
Traumatisme, ectropion cicatriciel, etc..............	4 —
Affections dartreuses, ulcérations primitives des fosses nasales...	4 —
Énucléations, atrophie du globe......................	2 —
Autres causes, environ..............................	2 —
Ensemble......	43 p. 100.
Malades qui n'ont pu être examinés, environ.........	4 —
Total...........	100 p. 100

Si l'on admet que cette proportion de 4 pour 100 se partage également entre les deux groupes, on arrive pour le total du premier à 55 pour 100; pour le second, à 45 pour 100.

Il faut s'attendre à ce que la proportion de chacune de ces causes diverses, peut-être même celle de certaines anomalies de la réfraction, soit modifiée par des statistiques ultérieures; je serais bien surpris cependant si l'on n'arrivait pas, pour ces dernières, à un total d'au moins 50 pour 100.

Parmi les causes diverses, les unes, comme les traumatismes, la variole, l'érysipèle, les ophthalmies chroniques, etc., sont communes à tous les âges; les autres se montrent plus spécialement à certaines époques de la vie. La carie primitive des os de la face est surtout fréquente chez les très-jeunes enfants; les maladies des membranes profondes sont le propre de l'âge mûr; enfin, chez les vieillards, j'ai noté

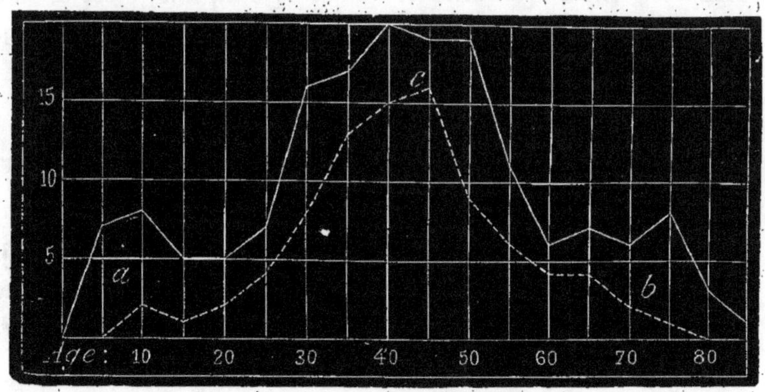

Fig. 9.

——— Total des maladies des voies lacrymales aux différents âges.
.... Maladies des voies lacrymales, suite d'anomalies de la réfraction ou de l'accommodation.

la coexistence fréquente des maladies des voies lacrymales avec certaines cataractes d'origine choroïdienne.

La courbe pointillée de cette même figure 9 montre quelle est, aux différents âges, l'influence des anomalies de la réfraction.

Jusqu'à cinq ou six ans cette influence est nulle ; elle reste faible jusqu'à trente ans. Pendant la première partie de la vie, la puissance du muscle accommodateur est assez considérable pour combler aisément le déficit de la réfraction statique, à moins qu'il ne soit par trop considérable ou que l'apparition des accidents ne soit hâtée par quelque circonstance aggravante.

À partir de trente ans et jusqu'à cinquante, l'influence des anomalies de la réfraction devient prépondérante et les autres causes n'entrent plus que pour une part relativement faible dans la production des maladies des voies lacrymales. Le point le plus élevé de la courbe correspond à la période comprise entre quarante et quarante-cinq ans, c'est-à-dire précisément à une époque de la vie où l'amplitude d'accommodation diminue rapidement et où la presbytie fait son apparition chez l'emmétrope.

Rien ne pouvait être plus démonstratif en faveur de la thèse que je soutiens.

Au delà de cinquante ans le trouble de la fonction fait place peu à peu aux lésions organiques, et ce sont elles que l'on rencontre à peu près seules de soixante à quatre-vingt-cinq ans.

On remarquera entre les deux courbes de la figure 9, deux écarts considérables qui correspondent : le premier à l'enfance, le second à la vieillesse. Ils indiquent un accroissement notable des *causes diverses* à chacune de ces périodes de l'existence. Dans le premier cas, ce sont la scrofule, la carie, la syphilis héréditaire qui dominent; dans le second, ce sont les maladies ophthalmoscopiques et aussi — j'attire l'attention sur ce point — certaines formes de cataractes compliquées d'altération des membranes profondes. Dans ce dernier cas, il me paraît logique d'admettre que les maladies intra et extra-oculaires (lacrymales) se sont développées simultanément sous l'influence de causes identiques, à savoir : des troubles de circulation le plus souvent mal définis et d'origine obscure.

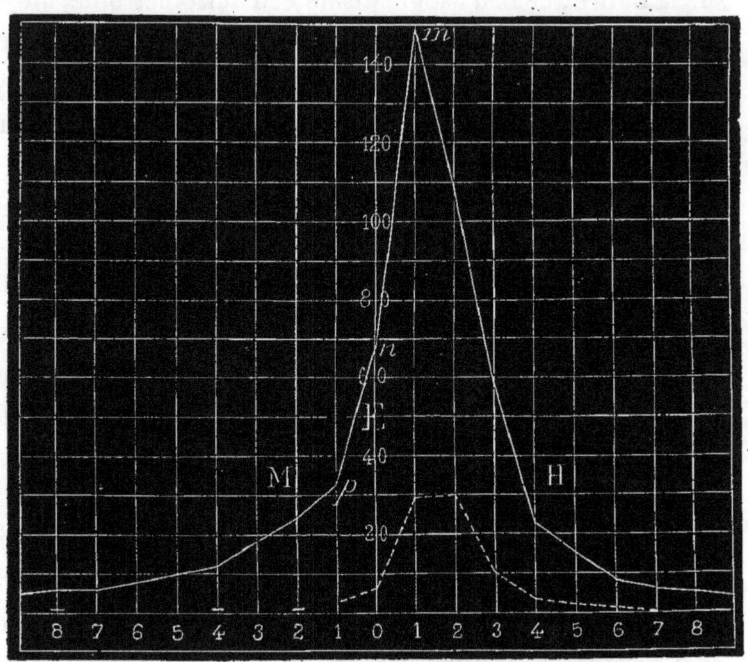

Fig. 10.

——— Anomalies de la réfraction classées par dioptries.
.... Maladies des voies lacrymales correspondantes.

Figure 10. — La courbe à trait plein représente le nombre des cas d'*amétropie* offerts par les 2 400 malades qui ont fait le sujet de mon observation. Ces cas sont classés par *dioptries* positives à gauche (myopie), négatives à droite (hypermétropie), à partir du point O, qui correspond à l'œil emmétrope, c'est-à-dire normal au point de vue de la réfraction. La proportion pour le chiffre total est assez exactement de 20 pour 100; en d'autres termes, sur *cinq* maladies des yeux, je compte à ma clinique *un* cas d'anomalie de la réfraction ou de l'accommodation.

Les cas supérieurs à 9 dioptries ont dû être supprimés sur la figure; ceux d'astigmatisme et d'anisométropie, qui se prêtent difficilement au tracé d'une courbe, en raison de leur extrême variété, ont été rangés avec la myopie ou l'hypermétropie, suivant la prédominance de l'une ou de l'autre de ces anomalies.

Cette première courbe donne lieu aux considérations suivantes, qu'il est bon d'inscrire, bien qu'elles n'aient qu'un rapport indirect avec l'objet de mon travail.

Le plus grand nombre des personnes qui viennent consulter pour leur vue sont des hypermétropes de degré léger, entre 0 et 1 dioptrie (40 ancien); la proportion est de 30 pour 100 environ du total des cas d'amétropie. Beaucoup de ces malades viennent de dépasser la quarantaine, et n'ayant aucune raison de soupçonner qu'ils avaient besoin de lunettes un peu plus tôt que de coutume, ont fatigué outre mesure leur accommodation; d'autres, plus jeunes, ce sont surtout des couturières, ont vu apparaître l'asthénopie prématurément, sous l'influence de conditions hygiéniques mauvaises.

Entre 1 et 2 dioptries, la proportion des hypermétropes descend à environ 20 pour 100; de 2 à 3 dioptries, elle n'est plus que de 12 pour 100; enfin de 3 à 4 dioptries elle tombe à 5 pour 100. Au delà les cas deviennent fort rares.

Le chiffre de 67 emmétropes (n) indiqué par la même courbe se compose : de presbytes auxquels il n'y a eu qu'à choisir des lunettes en rapport avec leur âge; d'un certain nombre d'emmétropes de moins de quarante-cinq ans, atteints de presbytie précoce, de paralysie de l'accommodation ou d'asthénopie nerveuse. On remarquera que la courbe prend une direction presque rectiligne entre l'hypermétropie de 1 dioptrie et la myopie de même degré.

Avant d'aller plus loin, je dois faire remarquer que la réfraction n'a pas été mesurée chez tous les malades indistinctement, ce qui d'ailleurs eût été impossible, mais seulement chez ceux où l'on était en droit de soupçonner, à tort ou à raison, l'existence d'une anomalie de l'appareil dioptrique. On ne s'étonnera donc pas que ma courbe diffère sensiblement de celle donnée par Donders dans son *Traité des anomalies de la réfraction et de l'accommodation*, pour figurer la proportion relative de l'emmétropie et des différents degrés de myopie et d'hypermétropie, dans la population hollandaise en général.

A Paris comme partout, les degrés légers de myopie sont beaucoup moins fréquents que les degrés correspondants d'hypermétropie, tandis que pour les degrés élevés c'est l'inverse qui a lieu; j'en ai donné la raison dans ma première communication à la Société de biologie. Par exemple, entre 0 et 1 dioptrie, pour 149 cas d'hypermétropie (m), j'ai trouvé 33 cas seulement de myopie (p); au contraire, entre 7 et 8 dioptries, j'ai noté 8 cas de myopie contre 5 seulement d'hypermétropie. Au delà de 12 dioptries, ma statistique ne compte qu'un seul hypermétrope de degré excessif il est vrai (15 dioptries pour un œil, 18 pour l'autre), tandis que les myopes sont encore au nombre de 13.

La courbe ponctuée de la figure 10 montre quel est le chiffre des maladies des voies lacrymales correspondant à chaque degré d'amétropie.

Pour la myopie, ce chiffre est de 7 seulement, sur les 87 cas qu'enregistre la courbe. Deux de ces cas se sont rencontrés avec des degrés élevés de cette anomalie : 7 et 12 dioptries (le tracé ne se continue pas jusque-là). Dans les cinq cas de myopie légère, il existait deux fois de l'astigmatisme et trois fois une différence assez sensible de réfraction entre les deux yeux.

Les deux cas de myopie élevée dont il vient d'être question se sont rencontrés au début de mes recherches, et j'en avais conclu, ce qui n'avait rien d'illogique, que l'asthénopie musculaire, conséquence des efforts exagérés de convergence, devait être une cause assez fréquente d'affections des voies lacrymales. Aucun autre cas de ce genre ne s'étant présenté à mon observation, je suis le premier à reconnaître que ma conclusion était au moins prématurée. Par contre, j'ai observé depuis lors plusieurs cas d'astigmatisme, et plus souvent encore la différence de réfraction entre les deux yeux.

Mais, en somme, l'hypermétropie pure et simple, de degré léger, reste la grande cause des maladies des voies lacrymales. Au delà de 6 dioptries, je n'ai pas encore observé une seule fois la coexistence des deux ordres de maladies.

Un certain nombre d'affections des voies lacrymales se rencontre sur des yeux emmétropes, et sans qu'on puisse invoquer aucune autre cause déterminante qu'une fatigue de l'accommodation. Cela n'a rien qui doive surprendre. Si l'œil emmétrope — c'est-à-dire dans lequel les rayons lumineux venant de l'infini vont former foyer sur la rétine sans le secours de l'accommodation — doit être considéré comme un œil type pour le cultivateur, le marin, le soldat, le chasseur, etc., il n'en est plus de même pour les personnes qui habitent les villes. Chez elles un œil ainsi conformé ne peut voir nettement à une distance qui, pour la plupart des professions, ne dépasse guère 30, 40, 50 centimètres, qu'avec le secours de la réfraction dynamique.

Les congestions de voisinage qui sont la conséquence de la contraction incessante du muscle ciliaire suffisent parfaitement à expliquer pourquoi les maladies des voies lacrymales sont plus fréquentes chez les emmétropes que chez les myopes. Dans ce dernier cas, l'intervention du muscle ciliaire est à peu près inutile; elle fait entièrement défaut si la myopie se trouve comprise entre 2 et 4 dioptries, à la condition cependant que le sujet ne prenne pas la fâcheuse habitude de travailler à une distance plus rapprochée encore que son *punctum remotum*.

Pour certaines conditions sociales, et au point de vue fonctionnel — mais seulement à ce point de vue, — on pourrait prendre comme œil type celui qui présente une myopie de 3 dioptries, c'est-à-dire dans lequel l'image des objets situés à 33 centimètres environ, distance moyenne de la vision distincte, va se former sur la rétine sans qu'il soit besoin d'aucun effort accommodatif, et il est remarquable de voir que dans les classes cultivées, et particulièrement dans certaines familles où se sont succédé plusieurs géné-

rations d'hommes voués à l'étude, la conformation anatomique de l'œil tend à se mettre en harmonie avec les exi-
gences de la fonction.

Il est bien rare malheureusement que la nature atteigne
ce but sans le dépasser presque aussitôt, et, somme toute,
un œil emmétrope ou très-légèrement myope au moment de
la naissance, offre infiniment plus de sécurité pour l'avenir
que tout autre état de cet organe.

Et maintenant, comment expliquer que cette relation de
cause à effet si fréquente, et j'ajouterai si naturelle, entre la
fatigue de l'accommodation et le développement des maladies des voies lacrymales, ait passé jusqu'ici inaperçue? Cela
tient à plusieurs causes.

La première, c'est que l'optométrie est une science toute
moderne, plus récente encore que l'ophthalmoscopie et surtout moins répandue. Je n'apprendrai rien à personne en
disant que la mesure de la réfraction n'a été pratiquée jusqu'à présent, d'une façon suivie et méthodique, que dans
un assez petit nombre de cliniques.

La seconde, c'est que l'hypermétropie en cause, car c'est
surtout d'elle qu'il s'agit, est presque toujours, comme on
l'a vu, d'assez faible degré pour n'être pas *manifeste* si l'on
se borne à pratiquer la mesure de la réfraction par la méthode de Donders ou même à l'aide de mon optomètre, à
moins d'employer l'atropine, ce que l'on ne doit faire que
dans des cas tout à fait exceptionnels et avec l'assentiment
des malades.

Le plus souvent il est nécessaire, en pareille circonstance,
d'avoir recours à l'ophthalmoscope à réfraction, qui donne
très-exactement, et en quelques secondes, la mesure exacte

de l'amétropie. C'est la méthode que j'emploie constamment chez les sujets jeunes, toutes les fois que l'optomètre ne donne pas immédiatement un résultat bien net, et je ne saurais trop répéter qu'il faut le plus souvent avoir recours à cet instrument, si l'on veut pouvoir faire des observations précises sans avoir à paralyser l'accommodation. L'ophthalmoscope que j'ai présenté il y a quelques mois à la Société de chirurgie est très-commode pour les recherches de ce genre, par suite de la simplicité de son mécanisme et de la facilité avec laquelle on reproduit tous les numéros de la boîte de verres.

Une troisième cause enfin est la suivante : les personnes qui viennent consulter pour une affection des voies lacrymales, se plaignent très-rarement de leur vue. Ce qui les préoccupe surtout, c'est le larmoiement et ses conséquences visibles : blépharo-conjonctivite chronique, ectropion, etc. L'asthénopie, qui pourtant fait rarement défaut, comme le prouve l'interrogatoire des malades, est rapportée par eux, tout naturellement, à l'affection dont ils se savent atteints, et il n'est pas douteux, en effet, qu'à un certain moment, le séjour des larmes et du muco-pus à la surface du globe oculaire n'entre pour une bonne part dans les troubles de la vision.

Les chirurgiens jusqu'à ce jour ont fait comme les malades ; toute leur attention s'est portée sur les symptômes évidents, tangibles, de la maladie, et la lésion organique, avec toutes ses conséquences chirurgicales, a masqué le trouble fonctionnel, cause première des accidents.

La pathogénie des affections de l'appareil lacrymal aura fait un progrès sensible lorsqu'on aura rompu définitivement avec les théories de l'inflammation pure et de l'obstruction primitive.

Sans doute, il est des cas où une coarctation des canaux, où le gonflement inflammatoire des parties molles qui succède à un traumatisme, à une conjonctivite, etc., etc., sont la cause première des accidents, aussi n'ai-je en vue, dans ma démonstration, que ce groupe de maladies (53 pour 100) dans lesquelles l'exploration la plus attentive ne permet de constater *au début* aucun des symptômes de ce que l'on est convenu d'appeler l'*état inflammatoire*, et où le cathéter ne révèle l'existence d'aucune stricture, si ce n'est à une période avancée de l'affection.

Pour moi, l'arrêt du passage des larmes, les accidents inflammatoires et les altérations organiques de toute nature qui en sont la conséquence, reconnaissent comme point de départ le simple *boursouflement* de la muqueuse qui tapisse les voies d'excrétion, par suite d'un état congestif qui lui-même est la conséquence forcée de l'excès de travail imposé au muscle ciliaire pour combler le déficit de la réfraction statique.

Et qu'y a-t-il d'étonnant à cela? Ne sait-on pas déjà que les hypermétropes, les astigmates, tous ceux enfin chez lesquels le pouvoir d'accommodation s'exerce dans des conditions défavorables, ont les yeux habituellement injectés et larmoient à la moindre occasion; que beaucoup de blépharites ciliaires, de chalazions, d'orgeolets, n'ont pas d'autre origine qu'un déficit de la réfraction statique? Ces petites maladies des paupières occupent dans l'échelle anatomo-pathologique un rang autrement élevé que la simple congestion, et l'on pourrait admettre *à priori*, sans forcer l'analogie, que la muqueuse des voies lacrymales peut également devenir le siége de productions inflammatoires en rapport avec sa structure histologique. Je n'en demande pas autant, et même je ne crois pas que les choses se passent de cette façon, par cette raison qu'étant donnée la conformation anatomique, l'extrême étroitesse et la disposition tortueuse du conduit lacrymo-nasal, il doit suffire du moindre état congestif des parties molles pour oblitérer ce canal, alors surtout que la force d'expulsion qui met les larmes en mouvement est presque inappréciable.

Tout ce qui suit n'est plus que la conséquence de l'obstacle permanent apporté au libre écoulement du liquide lacrymal.

Suivant des circonstances individuelles pouvant varier à l'infini, les accidents consécutifs prendront les formes les plus diverses, mais en définitive la cause originelle aura été une anomalie de la réfraction.

On se tromperait singulièrement si l'on pensait qu'il s'agit là d'une question purement théorique. Le traitement d'une maladie n'a quelque droit à se dire rationnel qu'à la condition de s'appuyer sur des données étiologiques certaines; or, jusqu'à présent, dans plus de la moitié des cas, on a dû s'en tenir à des hypothèses.

En adoptant la phlegmasie comme élément protopathique, certains chirurgiens ont été conduits à combattre les affections qui nous occupent par des moyens antiphlogistiques; d'autres, portant toute leur attention sur la coarctation des canaux, ont cru qu'il suffirait de désobstruer, de dilater, de créer au besoin une voie nouvelle, pour arriver à triompher de la maladie. Aucune des méthodes inspirées par ces conceptions doctrinales n'a donné de résultats entièrement satisfaisants.

Oui, j'en conviens, l'obstacle auquel on se heurte souvent et qu'il importe de faire disparaître au plus vite, est un rétrécissement des conduits éliminateurs des larmes; mais ce n'est là presque toujours, je le répète, qu'une conséquence de cette loi générale, aussi vraie pour la nature organique que pour la nature inorganique, à savoir que toute voie où rien ne passe plus, tend à s'obstruer. Or il suffit d'interroger les malades pour apprendre que, la plupart du temps, le larmoiement remonte à des mois ou même à des années.

Quant aux accidents inflammatoires qu'il est si fréquent d'observer, bien loin de constituer l'élément primordial de la maladie, ils ne sont que l'effet de l'irritation des parties molles par le séjour et l'accumulation des larmes mêlées aux produits de sécrétion de la muqueuse.

Peut-être manquera-t-il à mes idées, pour faire un chemin rapide, d'avoir été émises par un spécialiste en renom. Je ne doute pas cependant que ceux de mes confrères qui voudront bien s'astreindre à mesurer scientifiquement la réfraction chez tous leurs malades, chaque fois que la chose est possible, n'arrivent aux mêmes résultats que moi. Les affections qui font l'objet de cette étude sont assez communes pour fournir rapidement à chaque spécialiste les éléments d'une statistique sérieuse. De mon côté, je ne manquerai pas de publier les observations nouvelles que je recueille presque chaque jour.

CONCLUSIONS

Les maladies des voies lacrymales se divisent, au point de vue étiologique, en deux groupes principaux.

L'un comprend toutes celles de ces affections dont la cause principale est ailleurs que dans un état anormal du système dioptrique de l'œil. Ces causes, extrêmement nombreuses et souvent évidentes, sont énumérées dans tous les ouvrages classiques.

Chacune d'elles, *considérée isolément*, ne figure que pour un chiffre très-faible dans le nombre total des maladies des voies lacrymales; l'ensemble atteint 45 pour 100 de celles que j'ai eu l'occasion d'observer. Dans un certain nombre de cas, j'ai noté en outre, comme cause prédisposante, une anomalie de la réfraction ou de l'accommodation.

Les conjonctivites chroniques, et en particulier la conjonctivite granulaire, les inflammations des membranes profondes, les cataractes d'origine choroïdienne, la carie primitive des os de la face, l'érysipèle, l'ectropion cicatriciel à la suite de brûlure, sont au nombre des causes plus souvent notées.

Le second groupe, le plus nombreux (55 pour 100), est constitué par ces maladies des voies lacrymales dont la cause était restée jusqu'ici obscure et avait donné lieu aux hypothèses les plus diverses. Dans tous ces cas, le point de départ des accidents est une fatigue de l'accommodation, c'est-à-dire du muscle ciliaire, se rattachant à un vice de construction de l'appareil réfringent de l'œil.

L'anomalie de beaucoup la plus fréquente est l'hypermétropie de degré léger. L'hypermétropie élevée n'a été notée que dans un petit nombre de cas : 1° parce qu'elle est relativement rare ; 2° parce que les sujets qui en sont atteints sont contraints de porter lunettes dès leur enfance et échappent par là aux conséquences de leur infirmité.

Les maladies des voies lacrymales sont excessivement rares chez les myopes, par cette raison bien simple que, chez eux, il ne saurait y avoir d'asthénopie accommodative, puisque la réfraction statique suffit. Ce fait est la démonstration éclatante du rôle prépondérant qu'on ne saurait refuser désormais à la réfraction dynamique dans le développement des affections de l'appareil lacrymal.

Enfin, la presbytie physiologique ou précoce, certains états de la vision binoculaire où l'accommodation s'exerce dans des conditions défavorables : différence de réfraction entre les deux yeux (anisométropie), ou entre les différents méridiens d'un même œil (astigmatisme), figurent au tableau statistique dans la proportion de 15 pour 100 environ.

L'influence de l'asthénopie *musculaire*, suite de myopie élevée, demande de nouvelles recherches. En pareil cas, il faudra tenir compte de la scléro-choroïdite postérieure concomitante (1).

(1) Je dois dire cependant que, depuis la première publication de cet article, j'ai rencontré un certain nombre de cas de maladies des voies lacrymales, évidemment liées à une myopie élevée.

IV

LETTRE SUR LA CATARACTE

A M. LE DOCTEUR ROMIÉE (DE LIÉGE)

TRÈS-HONORÉ CONFRÈRE,

En m'adressant votre brochure sur la cataracte (1), vous me priez de vous faire part des réflexions que la lecture de ce travail m'aura suggérées.

La critique savante d'une étude qui porte sur un sujet à la fois aussi délicat et aussi vaste que celui que vous avez abordé, exigerait une autre plume que la mienne. Je ne me reconnais pas une expérience suffisante pour discuter avec autorité les questions complexes qui se rattachent à l'*étiologie de la cataracte*, et à l'*influence de l'état général sur les résultats de l'opération*.

Néanmoins, et puisque, sans craindre d'aller au-devant des critiques, vous me faites l'honneur de me consulter, je m'exécute de très-bonne grâce et joindrai, chemin faisant, à l'analyse de votre travail, quelques considérations d'ailleurs fort courtes.

Vos recherches ont porté tout d'abord sur la relation qui vous semble exister, chez certains sujets, entre la cataracte et un état mental défectueux.

---

(1) DE LA CATARACTE. Quelques remarques concernant l'étiologie, par le Dr *Romiée*. — Bruxelles, 1877.

A l'appui de cette opinion vous citez neuf faits tirés de votre pratique personnelle et relevés sur un total de cinq cents cataractés. Vous notez, en outre, que tous ces malades ont moins de quarante-cinq ans, et que les opacités siégent sur les deux yeux.

Ce nombre d'exemples vous paraît relativement élevé, si, d'une part, on considère que les sujets de moins de quarante-cinq ans, atteints de cataractes doubles, figurent dans votre statistique au nombre de cinquante-quatre seulement, déduction faite des opacités dues au traumatisme et de celles résultant d'inflammations oculaires, et si, d'autre part, on tient compte de ce fait que « sur cinq cents personnes atteintes d'une autre affection oculaire quelconque, on n'en compte heureusement pas neuf idiotes ou à peu près telles ».

Je ne suis pas bien fixé, je l'avoue, sur la valeur de ce dernier argument. Est-il bien certain que sur cinq cents malades venant réclamer les soins de l'oculiste, ou même sur un nombre égal de personnes prises au hasard, il ne s'en trouve pas neuf dans la situation d'esprit dont vous parlez ?

Je connais des villages dont la population ne dépasse pas le chiffre en question, et où cependant on n'aurait aucune peine à découvrir neuf habitants *exaltés, faibles d'esprit, d'une intelligence bornée* ou même *idiots :* ce sont les termes que vous employez. Or si, dans une population prise en masse, les cas d'état mental défectueux atteignent le chiffre de 2 p. 100, il ne faut pas s'étonner de retrouver cette même proportion chez les cataractés. Pour qu'il en fût autrement, on devrait admettre que la cataracte frappe de préférence les personnes saines d'esprit, ce qui serait juste le contraire de la thèse que vous défendez.

Je n'insiste point là-dessus, puisque vous-même reconnaissez que de nouvelles statisques pourront seules permettre d'affirmer la relation que vous croyez avoir entrevue.

Le second point d'étiologie sur lequel ont porté vos recherches est la relation, évidente selon vous, entre l'apparition de la cataracte *ponctuée* ou *pointillée* et certaines conditions « qui rendent l'état général tel qu'elles lui font mériter la dénomination de mauvais, débile ».

Vous avez réuni vingt-cinq observations de ce genre où la cataracte est double et où l'âge est au-dessous de quarante-cinq ans.

Si je fais appel à mes souvenirs, je suis tout disposé à admettre la relation que vous signalez, mais je n'oserais affirmer qu'elle soit constante. Il existe certainement des cataractes ponctuées dont on chercherait en vain la cause dans l'état général, et, d'autre part, l'opacification du cristallin, conséquence de cachexie ou de diathèse, est loin de prendre constamment la forme rare que vous indiquez : témoin la cataracte glycosurique, la plus fréquente de ce groupe.

Tout récemment encore, j'ai vu se développer une opacification parfaitement uniforme des deux cristallins, sans lésion des membranes profondes, chez une jeune fille de vingt ans. La malheureuse avouait des habitudes d'onanisme effréné qui avaient amené une véritable étisie, avec torpeur intellectuelle des plus prononcée. Il y a peu de jours, j'ai opéré avec M. Giraud-Teulon deux malades atteints de cataractes molles, doubles, ne présentant pas le moins du monde la forme ponctuée, bien que sous la dépendance manifeste d'un état général défectueux. Le premier de ces malades, un charretier de quarante-cinq ans, porte au coup des stigmates de scrofule, et a été atteint, il y a dix-huit mois, d'une fièvre continue compliquée de bronchite. Le second, envoyé à la Clinique par M. le professeur Béclard, est un paysan de trente ans, affecté d'un bégayement des plus prononcés et dont le développement intellectuel est fort incomplet.

Ces faits, et bien d'autres encore que je pourrais citer, ne permettent guère de généraliser la loi que vous avez formulée. Quoi qu'il en soit, vos observations ont mis en lumière un fait intéressant, à savoir la relation fréquente qui existe entre certains états généraux et certaines formes d'opacités cristalliniennes.

Chaque fois que les chirurgiens se trouveront en présence de cataractes ponctuées, ils devront donc s'enquérir avec soin de la santé générale du malade, et ne négliger aucun des moyens d'investigation que la science met à leur service; et cela non pas seulement pour le plaisir de poser un diagnostic précis, mais aussi dans l'espérance d'en tirer quelque indication applicable au pronostic et au choix de la méthode opératoire.

L'état général a, en effet, une influence considérable sur la manière dont se comporte le traumatisme que nécessite l'extraction du cristallin, et c'est avec raison que vous insistez sur ce point trop négligé de pathologie oculaire. Il ne faudrait pas cependant être trop absolu. Je suis entièrement d'accord avec vous lorsque vous dites : « Ce que j'ai vu… m'a donné la conviction que si le procédé employé doit compter dans le résultat, l'état général du patient y a sa part et même une large part »; je le suis moins lorsque vous ajoutez :

« J'ai été convaincu, en outre, que les insuccès, lorsque l'opération a été pratiquée selon les règles, sont déterminés par l'état général de l'opéré, tandis que, dans de nombreux cas, alors que l'opération a été pratiquée d'une façon absolument contraire aux règles, la réussite ne peut être attribuée qu'aux bonnes dispositions générales du sujet. »

A ce propos, vous examinez, quelques pages plus loin, quelle est la part d'influence qui doit être attribuée à l'âge, au sexe, au tempérament, aux maladies constitutionnelles et à certains états tels que l'alcoolisme, les diverses cachexies, etc.

L'âge, le sexe et la taille ne vous ont fourni aucune indication particulière. Il n'en est pas de même des tempéraments. Le tempérament nerveux est celui qui vous semble le plus favorable au succès de l'opération de la cataracte; le tempérament sanguin jouirait des mêmes avantages, avec cette différence toutefois que la conjonctive s'injecte facilement; le tempérament lymphatique uni au tempérament nerveux, laisserait encore espérer des suites heureuses; quant au lymphatisme prononcé, chez des personnes de cinquante ans et au-dessus, présentant de l'embonpoint, ayant les chairs « molles et pendantes », il vous paraît une cause d'insuccès presque constants. « Je crois pouvoir avancer que, dans ce dernier cas, l'insuccès de l'opération de la cataracte est presque la règle. » Ce sont là vos expressions.

Je crains bien que les idées doctrinales qui ont régné si longtemps au sujet des tempéraments n'aient pris, à votre insu, une part trop active à ces conclusions. La dernière est véritablement terrifiante pour les lymphatiques; mais je ne doute pas que de nouvelles observations ne viennent modifier votre jugement sur ce point.

Je n'ai jamais remarqué, pour ma part, que cette manière d'être de l'individu, difficile à définir, qu'on est convenu d'appeler le *tempérament*, ait eu, sur le résultat des opérations, une influence assez nettement tranchée pour me permettre d'en faire ensuite, *à l'avance*, l'application à de nouveaux cataractés. Il en est autrement des affections constitutionnelles que vous passez en revue : syphilis, arthritis, herpétisme, scrofule, tuberculose, etc. Et encore les praticiens les plus expérimentés sont-ils obligés de convenir que bien souvent la cause première des insuccès leur échappe ; que telle opération échoue piteusement qui se présentait dans les circonstances les plus favorables, alors que telle autre est suivie de succès, en dépit des conditions les plus alarmantes.

Tout ce que peut faire le chirurgien est de grouper sur la tête de son malade le plus de chances possible de guérison, en lui faisant suivre à l'avance, s'il y a lieu, un traitement général, en l'opérant au moment opportun, en n'abandonnant rien au hasard et à l'imprévu ; enfin en se plaçant dans de bonnes conditions hygiéniques. Le *milieu* : voilà, à mon avis, cher confrère, la grande cause des succès. Si à Paris, comme dans la plupart des grandes villes, la chirurgie oculaire des hôpitaux est suivie trop souvent de véritables désastres, c'est que ni l'habileté opératoire des maîtres, ni les soins minutieux apportés par les élèves au pansement des opérés, ne sauraient conjurer l'influence néfaste des conditions nosocomiales. Les cliniques particulières elles-mêmes ne mettent pas toujours à l'abri de la contagion d'une ophthalmie catarrhale ou purulente, et, somme toute, les opérations ne réussissent jamais mieux que lorsqu'elles sont pratiquées au domicile des malades.

N'oublions pas d'ailleurs que, pour beaucoup de personnes âgées ou impressionnables, la séparation, l'isolement, le trouble profond apporté dans des habitudes anciennes, sont déjà des conditions morales fâcheuses, inséparables du séjour dans un établissement hospitalier, fût-il décoré du nom de Maison de santé.

Quant à moi, si j'avais à me prononcer sur la valeur relative des conditions individuelles ou générales dont le chirurgien doit tenir compte pour établir son pronostic, je les classerais dans l'ordre suivant :

1° Milieu où se pratique l'opération ;

2° État général de l'opéré ;

3° Soins consécutifs (pansements, traitement général) ;

4° Dextérité de l'opérateur ;

5° Habitude d'exécuter le procédé mis en usage ;

6° Valeur intrinsèque de ce procédé.

Comme vous le voyez, je n'hésite pas à placer en dernière ligne tout ce qui a trait au manuel opératoire.

Actuellement, la proportion des succès, dans l'opération de la cataracte, paraît osciller entre 90 et 95 p. 100, en laissant de côté toutefois la pratique hospitalière. Tous les spécialistes se trouvent dans les mêmes conditions ou à peu près, quant à l'influence du milieu, à l'état général des opérés et aux pansements. Restent, pour expliquer les différences assez sensibles que présentent les statistiques, le choix du procédé, le plus ou moins d'habileté de l'opérateur, et aussi — peut-être devrais-je dire *surtout* —

l'habileté déployée dans la rédaction des statistiques.

Tout compte fait, à un moment donné, il se trouve que le facteur que j'ai placé au dernier rang comme influence, finit par être le seul dont chaque oculiste puisse espérer modifier la valeur contingente au point de vue du résultat définitif de l'opération. De là le nombre toujours croissant de procédés issus des trois grandes méthodes qui se partagent aujourd'hui la faveur des chirurgiens : *sections à grand lambeau* (sans iridectomie), *sections à petit lambeau* (avec ou sans iridectomie), enfin *sections sans lambeau*, c'est-à-dire *linéaires*.

La recherche du procédé idéal qui devra donner cent pour cent de succès sera toujours, quoi qu'il arrive, la grande occupation d'un certain nombre de ces chercheurs infatigables qui ne sauraient se contenter du *statu quo*.

Le rôle du praticien est de suivre d'un œil attentif les modifications incessantes apportées au manuel opératoire de l'extraction de la cataracte, pour mettre à profit, après mûr examen, celles d'entre elles qui lui paraissent le plus en rapport avec ses aptitudes chirurgicales, le milieu dans lequel il exerce, et la nature du concours sur lequel il sait pouvoir compter de la part de son assistant habituel ou de ses confrères.

Sans nul doute, vous vous êtes inspiré de ces considérations dans le choix de la méthode que vous avez adoptée : petit lambeau supérieur combiné avec l'iridectomie; et pourtant je suis tenté ici de vous livrer bataille; mais cela me conduirait fort loin, et je m'aperçois que cette lettre a pris déjà des proportions raisonnables. Plus tard, si vous le voulez bien, nous reprendrons cette question pour la discuter ensemble.

Je me suis efforcé, en résumant votre travail, d'en marquer les parties saillantes. Si les questions que vous avez abordées sont trop complexes, trop ardues, pour donner lieu à des conclusions immédiates, c'est un motif de plus pour que ceux qu'anime l'esprit scientifique s'efforcent de réunir les éléments d'une solution future.

A ce point de vue votre étude sur la cataracte sera consultée avec fruit par les chirurgiens, et servira plus utilement les intérêts de la science que certaines statistiques invraisemblables dont personne n'est dupe.

Recevez, mon cher confrère, etc.

V

CONSIDÉRATIONS GÉNÉRALES SUR LES MALADIES DES YEUX

DANS LEURS RAPPORTS AVEC LES AUTRES MALADIES

Si l'on passe en revue la longue série des maladies qui peuvent frapper l'espèce humaine, on en trouve peu qui, à une certaine période de leur évolution, n'aient leur retentissement sur l'appareil de la vision.

Les altérations des autres parties de l'organisme s'y traduisent, tantôt par des troubles de circulation ou des modifications anatomiques que nous révèle l'éclairage ordinaire, oblique ou ophthalmoscopique, tantôt par une simple lésion fonctionnelle.

La relation de cause à effet qui existe, d'une part, entre les maladies nées en dehors de l'œil, et, d'autre part, les affections consécutives de cet organe, une fois constatée et bien établie, les symptômes ophthalmiques sont devenus autant de sources d'indications qui, dans nombre de cas, mettent sur la voie du diagnostic et, presque toujours, fournissent des notions précieuses sur la marche des maladies.

Mais à ce point de vue, il s'en faut bien que toutes les maladies des yeux aient la même importance. L'utilité d'un moyen de diagnostic dépend, en effet, non-seulement de sa valeur scientifique, mais encore et surtout de la possibilité de sa mise en pratique par l'universalité des médecins.

A cet égard, je diviserai en six groupes les affections des yeux susceptibles de fournir quelque élément au diagnostic des maladies en général.

Les deux premiers groupes comprendront les altérations de nutrition; les trois groupes suivants, les lésions du mouvement; le dernier, les troubles de la sensibilité rétinienne.

1° Altérations de nutrition visibles à l'éclairage ordinaire ou à l'éclairage oblique.

2° Affections ophthalmoscopiques.

3° Myosis ou mydriase.

4° Paralysie ou spasme des muscles moteurs.

5° Troubles de l'accommodation.

6° Lésions fonctionnelles de la rétine.

1er *groupe*. — Les altérations de nutrition visibles à l'éclairage ordinaire ou à l'éclairage oblique font partie du domaine de la médecine courante. Étudiées de tout temps dans leurs rapports avec les autres maladies, elles sont aussi les plus connues, et la relation *possible* de certaines conjonctivites, d'une kératite, d'une iritis, d'une cataracte précoce, etc..., avec la scrofule, la syphilis, le diabète ou tout autre état diathésique, sera toujours présente à l'esprit du médecin le moins spécialiste.

2e *groupe*. — L'ophthalmoscope est un instrument merveilleux pour qui sait s'en servir. Les données fournies par l'examen du fond de l'œil dépassent de beaucoup, en nombre et en importance, celles qui résultent de tout autre moyen de diagnostic employé isolément. Affections fébriles, maladies du système nerveux et de l'appareil circulatoire, altérations du sang, diathèses, cachexies, viennent imprimer leur cachet sur la papille, la rétine ou la choroïde.

Le médecin qui sait voir dans ce miroir fidèle y apercevra souvent, longtemps à l'avance, les *points noirs* qui menacent son malade.

Au surplus, l'importance de l'ophthalmoscope n'est contestée par personne, je pense. Toute la question est de savoir si cet instrument peut devenir pour la généralité des praticiens un moyen usuel de diagnostic. A cela je réponds nettement : *non.*

Il faut de longs mois d'exercice pour arriver à déchiffrer couramment dans le fond d'un œil le nom de la maladie qui est venue s'y inscrire. Cette science suppose la connaissance parfaite des divers ophthalmoscopes, plans, concaves, binoculaires, et des ressources spéciales que l'on peut tirer de chacun d'eux ; une étude approfondie des lois de la réfraction et de l'accommodation ; enfin une grande habitude de l'examen du fond de l'œil.

Consultez les spécialistes, ils vous répondront que leurs aides de clinique, après un an ou deux d'exercices quotidiens, doivent encore, à chaque instant, recourir à l'expérience du maître. Il y a plus : des observateurs consommés sont parfois dans le plus grand embarras pour décider si telle apparence ophthalmoscopique est normale ou pathologique. J'insisterais moins longtemps sur ce point si l'on n'avait voulu, dans ces derniers temps, faire de la cérébroscopie une science à la portée de tous. Certes j'applaudis de grand cœur aux tentatives faites dans ce sens, et souhaite qu'elles aient du moins pour résultat de mettre entre les mains d'un plus grand nombre un instrument trop peu répandu. Mais je crains bien qu'un mince résultat final ne réponde à tant d'efforts! Et quand je songe aux diagnostics étranges portés, sur des yeux malades ou non malades, par des observateurs qui croyaient pouvoir se servir utilement de l'ophthalmoscope, je suis peu porté, je l'avoue, à considérer les maladies du fond de l'œil comme étant de nature à devenir un élément *usuel* de diagnostic.

3e *groupe*. — De tous les troubles oculaires pouvant être mis à contribution pour établir le diagnostic d'une autre maladie, ceux du troisième groupe tiennent évidemment le premier rang par leur fréquence et la facilité de l'examen. Il n'est pas un médecin qui ne connaisse la valeur symptomatique de la dilatation ou du rétrécissement morbide de la pupille, et n'en tire journellement profit.

4e *groupe*. — Les maladies des muscles de l'œil ont été l'objet, dans ces dernières années, de travaux excellents. Depuis les publications de de Græfe et de Giraud-Teulon, pour ne citer que les plus connues, les paralysies de ces muscles, qui ne manquent jamais de se révéler au début par de la diplopie, sont devenues un des éléments classiques du diagnostic des maladies du système nerveux. Bien qu'il ne soit pas toujours facile de localiser dans tel ou tel muscle le trouble de l'innervation, surtout dans les cas de paralysies multiples et anciennes suivies de rétraction des antagonistes, on peut dire cependant que, pour le médecin qui n'a point fait une étude spéciale des maladies des yeux, le diagnostic des paralysies musculaires est infiniment plus facile que celui des maladies ophthalmoscopiques ou des troubles de l'accommodation. N'oublions pas de noter, en faveur de cet ordre de symptômes, que tout son matériel instrumental se compose modestement d'un verre coloré et d'un prisme, ce

qui n'est point à dédaigner par ce temps d'inventions coû-
teuses.

5° *groupe*. — Si le plus souvent les troubles de l'accommodation sont liés à une conformation vicieuse du globe,
ou symptomatiques d'une maladie ophthalmique, dans quelques cas ils se rattachent à un état pathologique plus général : maladies du système nerveux, intoxications, diphthérie,
chloro-anémie, etc.

Malheureusement le diagnostic de la paralysie ou du
spasme du muscle ciliaire est loin d'être aussi facile que
celui de la mydriase ou du myosis. La mesure de l'accommodation doit être précédée de celles de la réfraction statique
et de l'acuïté ; elle nécessite une connaissance parfaite de la
marche des rayons lumineux dans l'œil emmétrope et amétrope, et suppose en outre la possession d'un arsenal optique
dont le maniement exige des études spéciales.

Pour tous ces motifs, je crois qu'il faut rayer les troubles
dynamiques de la réfraction du nombre des affections oculaires qui peuvent figurer avec avantage dans la symptomatologie des maladies en général.

Passant sous silence un certain nombre de signes ophthalmiques comme peu importants, trop complexes, ou n'intéressant que l'oculiste, j'aborde l'examen, au point de vue auquel je me suis placé, des lésions fonctionnelles de la rétine.

6° *groupe*. — Dans un très-grand nombre de cas, les
troubles fonctionnels de cette membrane dérivent de maladies des centres nerveux, d'entraves à la circulation du
sang, ou d'affections constitutionnelles.

Pratiquement, la valeur symptomatique de chacun d'eux
est fort inégale, suivant que la note dominante est la perver-

sion, l'exaltation ou l'affaiblissement. Dans les deux premiers cas, les troubles de la sensibilité, d'ordre essentiellement subjectifs, s'imposent en général, dès le début, à l'attention des malades et arrivent de bonne heure à la connaissance du médecin : tels sont l'hyperesthésie rétinienne, la photopsie, la chromopsie, la chromato-pseudopsie, etc. Il n'en est plus de même pour l'affaiblissement de l'acuïté visuelle. Il y a à cela deux raisons.

La première, c'est que beaucoup de malades peuvent avoir une diminution anormale de l'acuïté sans qu'ils s'en doutent le moins du monde, si l'affaiblissement ne porte que sur un œil : tel est le cas, pour certaines amblyopies cérébrales même avancées.

La seconde, c'est que la mesure de l'acuïté doit marcher de front avec celle de la réfraction, qui suppose des connaissances spéciales.

Tous ceux qui savent combien il est fréquent de voir la diminution prématurée de l'acuïté précéder, avant tout autre symptôme, l'explosion de certaines maladies, comprendront de quelle importance il serait pour le praticien de pouvoir, en pareille matière, baser son jugement sur des mesures précises.

L'évaluation de l'acuïté rétinienne pour la lumière, les formes ou les couleurs, restera toujours un problème difficile à résoudre pour la généralité des médecins; mais il est possible de tourner la difficulté, au moins en partie, en s'en tenant à la mesure du champ visuel périphérique.

On sait que la sensibilité de la rétine va en décroissant rapidement, sinon régulièrement, du centre (*macula lutea*) à la périphérie ; on conçoit dès lors que toute cause générale tendant à amoindrir cette sensibilité (anémies, intoxications, affections cérébro-spinales, etc.), devra, en général, se traduire, vers les limites de la rétine, par un rétrécissement du champ visuel. Il pourra même arriver que la diminution de l'acuïté centrale soit peu évidente, alors que la vision périphérique sera déjà abolie dans une certaine étendue.

La mesure du champ visuel est donc un moyen de diagnostic qu'il suffit de signaler pour en faire comprendre l'importance. Il n'est pas nouveau, puisqu'il est mis à profit journellement dans les cliniques des maladies des yeux ; mais il réclamait le secours, pour être mis à la portée de tous, d'un instrument plus simple que ceux employés jusqu'ici. Le périmètre portatif que j'ai présenté à la Société de chirurgie me paraît avoir résolu le problème d'une façon aussi pratique que possible.

Dans cette revue rapide, j'ai cherché à établir que le praticien qui explore l'appareil de la vision pour en tirer quelque indication relative à l'état général de son malade, doit, pour aller du simple au composé, porter son attention successivement sur les points suivants :

1° État dynamique de l'iris.

2° Lésions de nutrition visibles à l'éclairage ordinaire.

3° Lésions de nutrition visibles à l'éclairage oblique.

4° État dynamique des muscles moteurs de l'œil.

5° Étendue du champ visuel.

6° Lésions ophthalmoscopiques bien évidentes.

A l'oculiste revient le soin de compléter l'examen, s'il y a lieu, en ce qui concerne la réfraction, l'accommodation, l'acuïté, la vision des couleurs, la vision binoculaire, la production d'images entoptiques, la polyopie, etc,

VI

MESURE DU DIAMÈTRE DE LA PUPILLE

Communication à la Société de biologie. — Séance du 13 mai 1876

Toutes les fois qu'un œil n'est pas exactement accommodé pour la distance à laquelle se trouve l'objet qui sert de point de fixation, chacun des points de cet objet, au lieu de former foyer sur la rétine, se peint par un cercle de diffusion.

Du rapport qui existe entre le diamètre des cercles de diffusion et la grandeur des images, résulte le trouble plus ou moins prononcé de la vision.

En supposant les milieux transparents, la grandeur des cercles de diffusion dépend : 1° du degré d'amétropie (myopie, hypermétropie ou astigmatisme) et de l'impuissance de la réfraction dynamique à produire une accommodation exacte; 2° du diamètre de la pupille.

Toutes choses égales d'ailleurs, le diamètre des cercles de diffusion croît avec le diamètre de la pupille et diminue quand la pupille se rétrécit. Si l'ouverture de l'écran irien pouvait se réduire à un point, l'œil serait transformé en une véritable chambre noire donnant des images nettes à toute distance, et dans laquelle, par conséquent, le rôle de l'appareil lenticulaire serait réduit à néant. C'est ce qui arrive lorsqu'on place devant l'œil un écran percé d'un trou d'épingle (lorgnon sténopéique).

Ces faits, connus de tout temps, expliquent pourquoi la vision, à la même distance, est loin d'être également défectueuse chez des sujets du même âge, atteints d'un même degré d'amétropie. Par exemple, de deux myopes placés dans des conditions en apparence identiques, l'un pourra faire un tireur passable, et l'autre ne voir le but que très-confusément : c'est que la pupille du premier est étroite relativement à celle du second.

Toutes les fois donc que l'on aura à examiner des anomalies de la réfraction, soit pour les corriger à l'aide de verres appropriés, soit pour se prononcer sur l'aptitude à telle ou telle profession proscrivant l'emploi des lunettes, il faudra tenir grand compte de l'état de la pupille.

J'ai grand soin maintenant, à ma clinique, d'examiner à ce point de vue les cas qui me paraissent intéressants.

Le procédé, aussi simple que pratique, employé pour la mesure du diamètre de la pupille, est basé sur le fait suivant, dont, le premier je crois, je vais donner la démonstration.

Toutes les fois que deux points lumineux dessinent sur la rétine des cercles de diffusion qui se touchent, le diamètre de la pupille est précisément égal à l'écartement de ces points lumineux, quelle que soit leur distance à l'œil.

Soient A et A' deux points lumineux situés dans un plan perpendiculaire à l'axe visuel et à égale distance de cet axe (fig. 11);

— *a* et *a'* Les points de convergence des rayons réfractés;

— *o p* et *o q* Les cercles de diffusion formés sur la rétine;

— *r s u v* Un plan mené perpendiculairement à l'axe par

le point nodal, situé, comme on sait, à 8 millimètres en arrière de la cornée, et au niveau duquel on peut supposer se faire la réfraction des rayons lumineux;

— *m n* Le diamètre de la pupille.

Si les deux points lumineux sont mobiles, il y aura un certain écartement de ces points pour lequel les cercles de diffusion se toucheront sur l'axe, en *o*, comme l'indique la figure.

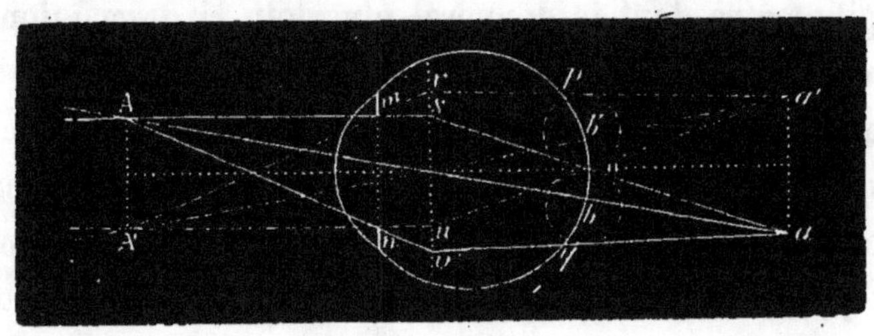

Fig. 11.

Mais alors, et en supposant l'œil *emmétrope*, le point *o*, commun aux deux cercles, se trouve au foyer de l'appareil réfringent de l'œil. Tout rayon réfracté, tel que *s o a*, passant par ce point *o*, doit donc, avant son entrée dans l'œil, avoir été parallèle à l'axe, et puisque ce même rayon a dû affleurer le bord de la pupille, il s'ensuit que, si l'on joint le point *s* au point *m*, et que par ce dernier on mène une parallèle à l'axe, le foyer conjugué de *a* devra se trouver quelque part sur cette parallèle. Ce foyer conjugué, devant se trouver aussi sur le prolongement de la ligne qui joint le point *a* au centre de réfraction de l'œil, ne pourra se trouver qu'à l'intersection des deux lignes, en A. Même raisonnements pour les points *a'* et A'. Les lignes *m* A, *n* A' étant parallèles, il est évident que A A′ = *mn*, et cela *quelle que soit la distance des points lumineux à l'œil.*

Si ces points sont très-éloignés, les cercles de diffusion seront très-petits, puisque alors les axes secondaires tendent à se confondre avec l'axe principal, mais cela ne change rien à la démonstration.

Le fait était connu depuis longtemps pour deux points situés au foyer antérieur de l'œil, et c'est là-dessus, précisément, que Robert Houdin avait basé la construction du pupillomètre dont je donnerai plus loin la description. La démonstration, dans ce cas, est beaucoup plus simple; mais il n'y a là qu'un cas particulier de la théorie générale que je viens de faire connaître, et que ne paraît avoir soupçonnée aucun des auteurs qui ont étudié la formation des images entoptiques produites par deux faisceaux de rayons homo-centriques (Brewster, Donders, Doncan, cités par Helmholtz, *Optique physiologique*, édition française, p. 223).

Pour l'œil amétrope, dont la rétine n'est plus située au foyer de l'appareil réfringent, une correction devient néces-saire. Je crois inutile de reproduire ici la formule à laquelle je suis arrivé et qui n'a rien de pratique.

Une petite cause d'erreur, même pour l'œil emmétrope, tient à ce que les rayons lumineux, avant d'arriver à la pupille, ont déjà été déviés par la cornée : aussi n'est-ce pas précisément le diamètre de la pupille qui est égal à l'écarte-ment des deux points lumineux, mais bien le diamètre de l'image de la pupille donnée par la cornée. (V. Helmholtz, *loc. cit.*, p. 135.)

La différence est peu considérable, et dans la pratique, où des erreurs portant sur des dixièmes de millimètre sont tout à fait négligeables, il est permis de n'en pas tenir compte.

PUPILLOMÈTRE DE ROBERT HOUDIN

Le pupillomètre de Robert Houdin était encore, il y a trois ans, à l'état de modèle en bois, assez grossier, dont un spécimen, unique je crois, se trouvait entre les mains de M. Giraud-Teulon,

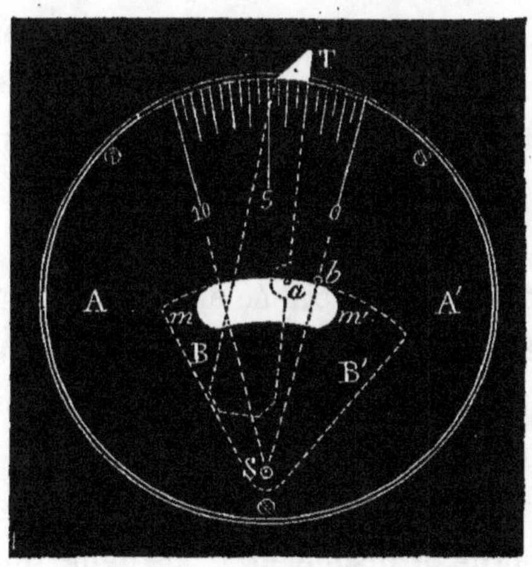

Fig. 12. — Pupillomètre.

Personne n'y songeait plus guère, et l'instrument n'a commencé à entrer dans la pratique qu'à partir du jour où je l'ai tiré de l'oubli en en donnant la théorie qui vient d'être exposée.

Ce pupillomètre, très-élégamment construit aujourd'hui par l'opticien Roulot, se compose essentiellement (fig. 12) de deux minces plaques métalliques superposées, percées chacune d'une très-petite ouverture dite *sténopéique*, et disposées de façon que ces deux ouvertures puissent se rapprocher ou s'écarter l'une de l'autre sans jamais être masquées par les parties pleines.

La première plaque AA' est fixe. C'est un disque de quelques centimètres de largeur, fermant un tube très-court, de même diamètre, qui s'applique contre le rebord des arcades orbitaires. Ce tube est en deux parties, rentrant l'une dans l'autre à frottement, de manière à permettre de placer le disque à telle distance de l'œil qu'on le désire.

Au centre de cette première plaque est pratiquée une fente transversale, *mm'*, de 15 millimètres environ, limitée en haut par un arc de cercle décrit du point S comme centre. En *b*, tout au bord de cette fente et correspondant au zéro de la graduation, est percée une ouverture aussi étroite que peut le faire le fabricant.

Cette fenêtre *mm'* est fermée en arrière par une seconde plaque BB', fixée à un pivot S et dont le bord supérieur, percé aussi d'un trou étroit, peut se mouvoir de droite à gauche, immédiatement au-dessous de *b*.

Un levier, soudé à la partie BB' et caché par la plaque antérieure, déborde le disque en T, de telle sorte qu'il suffit d'un léger mouvement du doigt indicateur pour donner aux points *a* et *b* l'écartement voulu. Cet écartement est mesuré à la périphérie du disque sur une échelle graduée en quarts de millimètres. Les demi-millimètres sont seuls indiqués sur la figure.

Manuel opératoire. — Je me borne, à ma clinique, à prendre la mesure du diamètre de la pupille dans la *vision au loin*, ce qui est suffisant pour des mesures comparatives. A cet effet, le pupillomètre est appliqué contre l'œil à exa-

miner et, l'autre œil étant ouvert, le sujet dirige son regard
au loin, vers une surface bien éclairée, un mur blanc par
exemple, ou mieux, un ciel bien pur, et amène les deux cercles de diffusion au contact.

A ce moment, le numéro de la graduation correspondant
à l'index donne en millimètres le diamètre de la pupille.

<hr>

DÉTERMINATION OPHTHALMOSCOPIQUE
DES DIFFÉRENCES DE NIVEAU DU FOND DE L'ŒIL

LONGUEUR DE L'AXE ANTÉRO-POSTÉRIEUR
SITUATION DES CORPS FLOTTANTS DANS L'HUMEUR VITRÉE

Communication à la Société de biologie.

On sait que la mesure de la réfraction à l'aide de l'ophthalmoscope consiste à chercher quelle est la lentille sphérique,
convexe ou concave, qui, placée au foyer antérieur de l'œil,
rend parallèles les rayons réfléchis par la rétine, l'accommodation du sujet étant supposée paralysée ou inactive. Le numéro métrique du verre correcteur une fois connu, rien
n'est plus simple que d'en déduire la longueur de l'axe oculaire.

L'appareil dioptrique composé, constitué par l'œil et la
lentille de l'ophthalmoscope, peut être représenté (fig. 13)
par deux lentilles sphériques centrées sur le même axe, l'une
convergente, A, qui, figurant le système lenticulaire de l'œil,
se trouverait limitée en avant par l'air et en arrière par un
milieu d'indice de réfraction égal à celui du corps vitré;
l'autre, B, convergente ou divergente suivant que l'œil est

hypermétrope ou myope, représentant la lentille de l'ophthalmoscope.

Supposons que ces lentilles aient entre elles les rapports suivants :

1° La seconde lentille B est au foyer antérieur o' de la première.

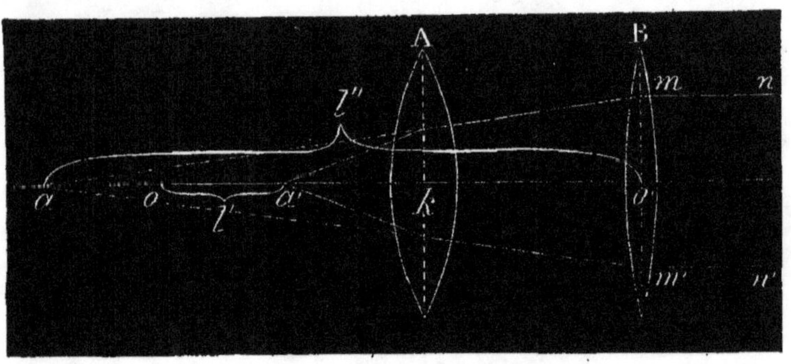

Fig. 13.

2° Les deux lentilles ont pour effet de rendre parallèles les rayons mn, $m'n'$, partis d'un point a' situé sur la rétine et qui, sans l'aide de la seconde lentille, iraient former foyer en a. Le point a est donc l'image de a' par rapport à la lentille A.

Soient f' et f'' les longueurs focales antérieure et postérieure de A (elles sont entre elles, comme on le sait, dans le même rapport que les indices de réfraction des deux milieux, air et corps vitré) ;

— o' et o, Les foyers antérieur et postérieur de cette lentille ;

— l', La distance de a' au foyer postérieur ;

— F, La longueur focale de B.

— $l'' = \mathrm{F}$, La distance de a au foyer antérieur o' de la lentille A.

On sait qu'il existe entre ces quantités la relation suivante :

$$f'f'' = l'l''.$$

Ce qui, dans notre système optique, puisque $l'' = \mathrm{F}$, peut s'écrire :

$$f'f'' = l'\mathrm{F}, \quad \text{d'où} \quad l' = \frac{f'f''}{\mathrm{F}} \cdot$$

Soit N le numéro, en dioptries, de la lentille B. On sait que $\mathrm{F} = \frac{1}{\mathrm{N}}$; portant cette valeur de F dans l'équation précédente, on obtient finalement :

$$l' = \mathrm{N}f'f''.$$

Dans l'œil emmétrope type $f' = 0^m,015$, $f'' = 0^m,020$; le produit $f'f''$ est par conséquent égal à $0^m,0003$, et il en est de même dans les yeux myopes ou hypermétropes par excès ou déficit de longueur d'axe.

Dès lors, rien n'est plus facile que de calculer, séance tenante, la valeur de l', c'est-à-dire la différence de longueur entre un œil emmétrope type et un œil amétrope dont la réfraction est corrigée par un verre de N dioptries.

Cette différence est égale à 3 dixièmes de millimètre multipliés par le numéro de la lentille.

Exemple : Dans un œil dont la myopie a pour mesure une lentille de 10 dioptries, $l' = 10 \times 0^{mm},3 = 3^{mm}$; l'axe antéro-postérieur est donc trop long de 3 millimètres. Un œil hypermétrope de 5 dioptries est trop court, au contraire, de $5 \times 0^{mm},3 = 1^{mm},5$.

Si on désire connaître, non plus la situation de la rétine par rapport au foyer postérieur, mais bien la différence de niveau de deux points quelconques du fond de l'œil, le calcul est tout aussi simple, à cette différence près qu'au lieu d'une seule détermination il en faut deux.

Soit N le numéro du verre métrique qui rend parallèles les rayons réfléchis par le premier point ;

— N′, Le numéro du verre qui donne le même résultat pour les rayons réfléchis par le second point ;

— x La différence de niveau des deux points en question.

Il est clair que cette différence sera donnée par l'équation :

$$x = f'f'' \ (N' - N).$$

Dans tous les yeux, $f'f''$ n'est pas nécessairement égal à $0^{mm},3$. Ce chiffre est celui de l'œil emmétrope type (œil schématique de Listing). Si la puissance de l'appareil dioptrique varie, ainsi que cela a lieu dans l'amétropie par modification de courbure des surfaces réfringentes, le produit $f'f''$ varie également. Toutefois, d'après ce que nous savons de la structure de l'œil, il est permis d'admettre que l'écart est en général peu considérable. Au risque d'une erreur de quelques centièmes de millimètre, on peut donc s'en tenir à l'équation suivante :

$$x = 0^{mm},3 \ (N' - N)$$

qui permet de résoudre un certain nombre de problèmes non-seulement intéressants, mais souvent aussi d'une haute importance pratique : déterminer la profondeur d'une excavation glaucomateuse ou d'un staphylome ; calculer l'épaisseur d'un décollement de la rétine, la saillie d'un exsudat ou d'une tumeur intra-oculaire, la situation d'un corps flottant dans l'humeur vitrée, etc.

NOUVELLE MÉTHODE POUR DÉTERMINER LA SITUATION DES CORPS
QUI FLOTTENT DANS L'HUMEUR VITRÉE

Communication à la Société de biologie. — Séance du 9 mars 1878.

La distance des corps flottants à la rétine peut être calculée à l'aide de l'ophthalmoscope à réfraction, comme il a été dit dans l'article précédent, ou bien par la méthode des projections entoptiques.

Pour que l'ophthalmoscope puisse, en pareil cas, donner des résultats précis, il faut :

1° Que les milieux de l'œil soient suffisamment transparents; ceci n'a pas besoin de démonstration;

2° Que le corps flottant ne soit pas distant de la rétine de plus de 5 ou 6 millimètres. En voici la raison :

On sait que si on appelle N' le numéro du verre métrique qui, placé au foyer antérieur de l'œil, rend parallèles les rayons réfléchis par un point quelconque situé en arrière du cristallin, et N le numéro du verre qui corrige la réfraction, en admettant qu'il y ait de l'amétropie, la distance x du point en question à la rétine est donnée par l'équation : $x = f'f'' (N' - N)$, dans laquelle f' et f'' représentent les longueurs focale antérieure et postérieure de l'œil.

Si l'appareil dioptrique est normal, l'œil pouvant d'ailleurs être amétrope par allongement ou raccourcissement de l'axe antéro-postérieur, f' est égal à 15 millimètres et f'' à 20. On a donc :

$$f'f'' = 0^m,015 \times 0^m,020 = 0^m,0003.$$

Les ophthalmoscopes à réfraction les plus complets ne

vont pas au delà de vingt dioptries. La plus grande valeur de
x que l'on puisse déterminer à l'aide de ces instruments est
par conséquent égale à 6 millimètres $(20 \times 0^m,0003)$. Avant
même d'atteindre cette distance, les évaluations deviennent
difficiles par suite des aberrations de sphéricité.

En principe, toutes les fois que le corps dont on désire
préciser la situation est à plus de 3 ou 4 millimètres de la
rétine, la méthode objective devient insuffisante ou inappli-
cable, et c'est à la méthode subjective, basée sur la perception
entoptique du corps flottant, que l'on doit avoir recours, si
toutefois le malade est assez intelligent pour se prêter aux
épreuves qu'elle nécessite.

C'est Brewster qui le premier, en 1845, a employé, pour
les déterminations de ce genre, la méthode qui consiste à
faire pénétrer dans l'œil deux faisceaux de rayons homocentriques et à produire ainsi deux ombres de l'objet. (V.
Helmholtz, *Optique physiologique,* édition française, p. 223).
Plus tard Donders, puis Duncan, ont modifié le procédé de
Brewster.

Donders place devant l'œil une lame de métal percée de
deux ouvertures distantes de 1 millimètre 1/2. A travers ces
ouvertures, il regarde un papier blanc, fortement éclairé,
sur lequel les apparitions paraissent projetées. Il mesure
d'abord la distance qui sépare les centres des deux images
circulaires de la pupille qui se recouvrent partiellement,
distance qu'on obtient en mesurant simplement la largeur
de la partie non recouverte de l'un ou de l'autre de ces cercles. Il mesure ensuite la distance des images doubles de
l'objet entoptique en question. Cette distance est à la distance des deux cercles, comme la distance demandée de

l'objet à la rétine est à la distance de l'image de la pupille formée par le cristallin, à la rétine (18 millimètres 1/2).

Les procédés de Brewster et de Duncan ne diffèrent pas, quant au fond, de celui de Donders; ils exigent également l'emploi d'une surface éclairée pour la projection des images entoptiques et d'un compas pour la mesure des distances.

Je me suis demandé si on ne pourrait pas arriver plus simplement au même résultat à l'aide du pupillomètre de Robert Houdin, et j'ai trouvé qu'on peut en effet calculer très-facilement, avec le secours de ce petit instrument, la distance des corps flottants à la rétine.

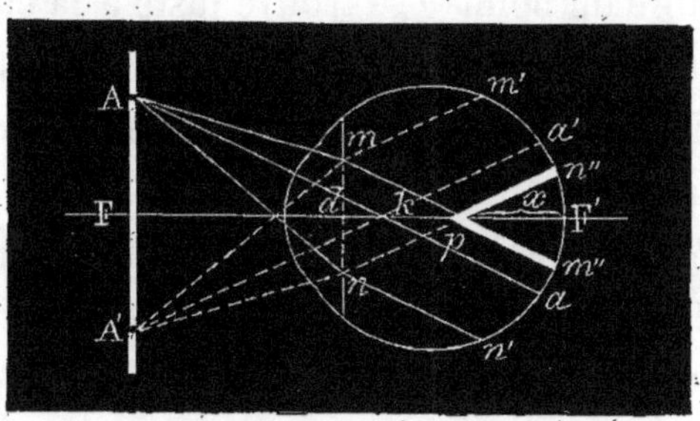

Fig. 14.

Cette détermination comprend deux opérations distinctes.

La première consiste à mesurer le diamètre de la pupille : c'est l'affaire de quelques secondes. On a vu que ce diamètre est égal à l'écartement des deux ouvertures sténopéiques du pupillomètre, au moment où les cercles de diffusion formés sur la rétine arrivent au contact.

Appelons D le diamètre connu de la pupille.

Soit p le corps flottant (V. fig. 14) dont il s'agit de déterminer la distance x à la rétine.

Pour simplifier la figure, on peut supposer ce point placé

sur l'axe optique; la démonstration, du reste, serait la même pour toute autre situation.

Soit k le point nodal;

— F, Le foyer antérieur de l'œil.

Le pupillomètre étant placé au foyer antérieur F, c'est-à-dire à 13 millimètres environ en avant de la cornée, chacune des ouvertures sténopéiques A et A' enverra à l'œil un cône de rayons lumineux qui ira se peindre sur la rétine suivant un cercle de diffusion, et sur ce cercle le point p projettera son ombre. Il est facile de comprendre qu'il est toujours possible de donner aux points A et A' un certain écartement, tel que l'ombre du point p se trouve juste à la circonférence des cercles de diffusion et à la partie de cette circonférence la plus voisine de l'axe passant par le point p, comme il est indiqué en n'' et m''.

Ceci posé, puisque le pupillomètre est placé au foyer antérieur de l'œil, le rayon nn'' est parallèle à A'a', de même mm'' est parallèle à Aa; les triangles npm et AkA' sont donc semblables et on a, en remarquant que $dp = dF' - x$, que Fk = 20 millimètres, et en désignant AA' par E et mn par D :

$$\frac{dF' - x}{D} = \frac{20^{mm}}{E}$$

d'où on tire :

$$x = \frac{dF' - 20^{mm}D}{E}$$

or dF', distance de la rétine à la pupille ou plus exactement à l'image de la pupille formée par le cristallin (V. Helmholtz, *loc. cit.*, p. 135), est égale à 18 millimètres 1/2. Si on ne tient pas à une approximation de $\frac{1}{10}$, ce qui, on l'avouera,

est bien suffisant pour les épreuves de ce genre, la dernière
formule peut s'écrire :

$$x = 20^{mm}\,\frac{E - D}{E}$$

Donc :

*La distance cherchée du corps flottant à la rétine est
égale, en millimètres, à vingt fois la différence entre les
deux écartements successifs des trous du pupillomètre, divi-
sée par le plus grand de ces écartements.*

NOTE SUR LA VISION DES COULEURS

Communication à la Société de biologie. — Séance du 27 janvier 1877.

Dans une des séances de la Société de biologie, M. Bert a
communiqué le fait suivant : les lanternes d'un omnibus,
lanternes qu'il savait être vertes, lui avaient paru bleues,
de loin, le soir, à la lumière, puis avaient repris leur couleur
naturelle à mesure que l'omnibus se rapprochait.

Au point de vue scientifique, l'observation est déjà intéressante par elle-même; de plus, elle touche à une grave
question, celle des signaux en mer ou sur les chemins de
fer.

On sait que le daltonisme a été la cause d'accidents fréquents. Si à cette cause vient s'en ajouter une autre : l'influence de la distance sur la façon dont certains yeux voient
certains verres colorés, il est de toute évidence qu'il faut
soumettre à un contrôle sérieux non-seulement les yeux des
personnes chargées de voir les signaux, mais encore les
verres de couleur qui servent à obtenir ces derniers.

Reste à savoir dans quelles circonstances le phénomène peut se produire, et quelle en est la cause. Les recherches auxquelles je me suis livré sont fort incomplètes; je les communique à la Société uniquement dans le but d'attirer son attention sur un fait intéressant d'optique physiologique.

En général, pour qu'une source lumineuse paraisse monochromatique, il faut que les rayons simples dont la réfrangibilité tient le milieu entre celles des rayons extrêmes, se réunissent sur la rétine. (V. Helmholtz, *Optique physiologique*, édition française, p. 175.) C'est ce qui a lieu dans un œil emmétrope, pour la lumière blanche; la rétine se trouve au point de concours des rayons moyens : verts-jaunes, qui sont aussi les plus intenses; le rouge et le violet forment des cercles de diffusion de même grandeur. L'impression focale est une image blanche. Il n'en est plus de même dans certains yeux amétropes, où le chromatisme est parfois des plus fatigants.

Ces données permettent de comprendre qu'un œil puisse voir différemment, à des distances inégales, un même verre coloré. Il n'existe aucun verre ne laissant passer qu'une seule couleur. Dans le cas de M. Bert, on doit supposer que la lanterne émettait, en même temps que des rayons verts, une certaine quantité de rayons bleus et d'autres encore, probablement. Si, pour une distance considérable, les rayons bleus venaient seuls former foyer sur la rétine, ce qui suppose un œil très-légèrement hypermétrope (1), relâchant entièrement son accommodation, les autres rayons donnaient

(1) M. Bert s'étant prêté très-obligeamment à la mesure de sa réfraction, à l'aide de mon optomètre, cette hypothèse s'est trouvée vérifiée.

un cercle de diffusion. Or, le calcul démontre que, dans ces conditions, l'intensité au foyer par suite de la concentration de tous les rayons en un même point, est tellement considérable, eu égard à l'intensité de la coloration des cercles de diffusion, que la couleur centrale est presque seule perçue.

Que s'est-il passé, à mesure que l'omnibus avançait? L'œil, frappé par une lumière plus vive, et ayant conscience du rapprochement de la source lumineuse, a fait entrer en jeu sa puissance d'accommodation et s'est mis exactement au point pour la couleur dominante.

Cette explication me paraît rationnelle; je dois dire cependant qu'ayant placé dans un optomètre un verre du commerce, coloré en vert et recouvert d'un écran à trou d'épingle, je n'ai jamais pu arriver à le voir bleu, même en me rendant amétrope. Cela tient-il à ce que la source lumineuse n'était plus la même? C'est possible. Mais j'ai constaté, comme M. Bert, que la couleur des lanternes vertes d'omnibus est considérablement modifiée par la distance à laquelle a lieu l'observation. De très-loin, il me serait impossible de dire si ces lanternes sont bleues ou vertes. Du reste, c'est là un fait général; on sait qu'il est difficile de distinguer le bleu du vert, à la lumière artificielle.

Il est encore un point qui mériterait d'être éclairci. Quelle peut être l'influence d'une couche d'air colorée (par la lumière des becs de gaz), sur d'autres rayons colorés qui les traversent; cette influence est-elle variable avec l'épaisseur de la couche atmosphérique? Un physicien pourrait répondre à cette question (1).

(1) Voir dans la *Gazette médicale de Paris* les communications ultérieures de MM. Bert et Javal, sur le même sujet.

NOTE SUR L'EMPLOI DE LA LOUPE ASSOCIÉE AU LORGNON STÉNOPÉIQUE

DANS CERTAINS CAS D'ANOMALIE
DE LA RÉFRACTION, AVEC DIMINUTION DE L'ACUITÉ VISUELLE

Communication à la Société de biologie.

Un certain nombre de malades atteints d'astigmatisme irrégulier, de myopie excessive, ou de taies de la cornée
diffusant fortement la lumière, et dont la vision n'est corrigée par aucun verre, peuvent néanmoins se livrer à des
travaux relativement minutieux, tant que l'acuïté n'est pas
trop mauvaise.

Ces sujets, sacrifiant en général la netteté à la grandeur
des images, travaillent et lisent de très-près, à la façon des
myopes de degré avancé, bien que parfois, dans les cas d'astigmatisme, le caractère dominant de la réfraction soit l'hypermétropie.

L'acuïté vient-elle à baisser encore, par suite des progrès
de l'âge, par suite surtout d'une maladie des membranes
profondes, tout travail, même la lecture, ne tarde pas à devenir impossible. Si l'on essaye de corriger le vice de réfraction à l'aide d'un lorgnon sténopéique (à trou d'épingle),
les images sont rendues nettes, en effet, mais elles se trouvent alors si peu éclairées, par suite de la déperdition de
lumière, que le malade ne retire aucun profit de ce mode
de correction.

Si, au lieu de s'en prendre à la réfraction, on s'en prend
à l'acuïté, en essayant de l'emploi de la loupe, les images
sont grandies, mais par contre si diffuses, que l'on n'obtient
non plus aucune amélioration.

Mais si, comme je viens d'en faire l'expérience chez quelques malades, on associe le lorgnon sténopéique à la loupe, on obtient, malgré le rétrécissement du champ visuel, un résultat vraiment remarquable, en ce sens que des sujets qui ne pouvaient plus ni lire, ni donner leur signature, etc., peuvent désormais exécuter ces divers actes.

Dans ce cas, la loupe agit non-seulement en donnant de grandes images, mais encore en collectant la lumière et en faisant passer à travers l'ouverture sténopéique des rayons lumineux perdus sans cela.

L'ouverture sténopéique, de son côté, s'oppose à la diffusion de la lumière et rend les images parfaitement nettes.

Il est vrai que l'image rétinienne d'un objet vu à la loupe est plus grande que celle d'un même objet placé à la même distance et vu à l'œil nu; la lumière doit donc se répartir sur une plus grande surface, qui se trouve par là moins éclairée. Néanmoins la théorie, d'accord avec la pratique, démontre que l'éclairage est encore beaucoup plus considérable qu'avec le lorgnon sténopéique employé isolément.

Prenons un exemple : Lorsqu'un objet est vu à l'œil nu, chaque point de cet objet envoie à l'œil un cône de rayons lumineux ayant pour base l'ouverture pupillaire.

Si, tout contre l'œil, on place un écran percé d'une ouverture plus petite que la précédente, les quantités de lumière reçues par l'œil, dans l'un et l'autre cas, seront entre elles comme les carrés des diamètres des deux ouvertures.

Supposons que le diamètre de la pupille soit de 4 millimètres, celui du trou sténopéiqne de 1 millimètre; le rapport sera celui de 16 à 1 : la rétine sera donc 16 fois moins éclairée dans le second cas, ce qui, pour des yeux d'acuïté mauvaise, est absolument insuffisant, malgré la netteté de l'image.

Supposons encore que l'objet soit placé à une distance de 20 centimètres. Le cône de lumière, qui a une section de 4 millimètres de diamètre au niveau du plan de la pupille, n'a encore que 1 millimètre de diamètre à 5 centimètres de l'objet. Si en ce point on place une lentille de 5 centimètres de distance focale, tous les rayons seront rendus parallèles; le cône sera transformé en un cylindre qui traversera en entier l'ouverture sténopéique, et la rétine recevra autant de lumière qu'avant l'interposition de l'écran.

Mais, je le répète, cette même somme de lumière doit se répartir sur une plus grande image. Or quel est le rapport des images dans les deux cas : vision à l'œil nu et vision à la loupe?

Dans le premier cas, on a pour la grandeur α' de l'image rétinienne d'un objet égal à l'unité de longueur :

$$\alpha' = \frac{0^m,015}{0^m,20}.$$

$0^m,015$ étant la distance du point nodal à la rétine, et $0^m,20$ celle de l'objet au point nodal.

J'ai donné, dans un autre travail, une formule générale exprimant la grandeur α de l'image rétinienne d'un objet vu à travers une lentille de distance focale f, placée à une distance x de l'œil et à une distance l de l'objet.

Cette formule est la suivante :

$$\alpha = \frac{0^m,015 f}{x\,(f-l) + fl}.$$

Puisque, dans le cas qui nous occupe, $f = l$, la formule se réduit à :

$$\alpha = \frac{0{,}015}{f} = \frac{0{,}015}{0{,}05}\cdot$$

Donc :

$$\frac{\alpha}{\alpha'} = \frac{20}{5}\cdot$$

En d'autres termes, le grossissement *réel*, c'est-à-dire le grandissement de l'image rétinienne, qu'il ne faut pas confondre avec le grossissement *apparent* résultant de la distance à laquelle nous projetons cette image, est exprimé par une fraction dont le numérateur est la distance de l'objet à l'œil, le dénominateur la distance focale de la lentille.

Dans l'exemple choisi, l'image est donc quatre fois plus grande. Recevant seize fois plus de lumière, elle sera encore quatre fois plus éclairée qu'elle ne l'eût été sans la loupe.

En résumé :

Image rétinienne plus grande et plus éclairée qu'avec le lorgnon sténopéique seul, plus nette qu'avec la loupe seule : triple avantage au point de vue de l'acuïté.

On ne confondra pas la méthode que j'indique avec celle conseillée par Donders, et qui consiste à *juxtaposer* au lorgnon sténopéique un verre corrigeant *en partie* seulement la *myopie*, dans le but de rendre l'image plus nette, sans la rendre trop petite par l'emploi d'un verre concave qui neutraliserait complétement l'anomalie de réfraction.

L'emploi simultané de la loupe et du lorgnon sténopéique sera toujours d'un emploi très-restreint, en raison surtout du rétrécissement considérable du champ visuel; pourtant, si faible que soit le résultat obtenu, les malades ne laissent pas que de s'en montrer fort satisfaits, et il m'a paru utile d'appeler l'attention sur un moyen, que je n'ai trouvé indiqué nulle part, d'améliorer certains états de la vue considérés jusqu'à ce jour comme au-dessus des ressources de l'art.

CAUSE D'ERREUR NON SIGNALÉE

DANS LA MESURE OPHTHALMOSCOPIQUE DE LA RÉFRACTION

Communication à la Société de biologie.

On sait que l'œil, fût-il emmétrope, n'est pas parfaitement achromatique : Fraunhofer et Helmholtz ont démontré que son pouvoir dispersif est un peu supérieur à celui de l'eau distillée. Mathiessen évalue la distance du foyer rouge au foyer violet, dans l'œil humain, à 6 dixièmes de millimètre environ.

Or j'ai démontré qu'à chaque différence de 3 dixièmes de millimètre dans la distance des foyers correspond une différence de réfraction de 1 dioptrie. La différence de réfrangibilité des rayons rouges et violets a donc pour mesure 2 dioptries ($2 \times 0^{mm},3 = 0^{mm},6$). En d'autres termes, si le *punctum remotum* d'un œil est à l'infini pour le rouge, il est à 50 centimètres seulement pour le violet.

Le phénomène en question est très-frappant lorsqu'on remplace la plaque d'épreuve de mon optomètre par un verre coloré recouvert d'un écran à trou d'épingle, de façon à figurer un point lumineux; ce point est vu différemment suivant sa position par rapport à la lentille de l'optomètre, c'est-à-dire suivant le degré de convergence ou de divergence des rayons colorés, à leur arrivée à la cornée. Si l'œil est accommodé pour certains rayons, on voit un point central de la couleur de ces rayons entouré d'une auréole de couleur différente.

Le fait assez inattendu auquel m'ont conduit ces recherches est celui-ci :

La mesure de la réfraction à l'aide de l'ophthalmoscope consiste à chercher quelle est celle des lentilles de l'instrument qui, placée au foyer antérieur de l'œil, rend parallèles les rayons réfléchis par la rétine, l'accommodation du sujet étant complétement relâchée. Or les seules parties de la rétine qui puissent servir de points de repère sont les vaisseaux sanguins qui sillonnent cette membrane. Puisque la réfrangibilité du rouge n'est pas la même que celle de la lumière blanche composée, nous commettons nécessairement une erreur, toujours la même, dans la mesure ophthalmoscopique de la réfraction. Cette erreur a pour mesure la distance du foyer des rayons rouge-sang aux rayons moyens (verts-jaunes). Si les rayons rouges appartenaient exclusivement à l'extrémité du spectre, la différence correspondrait à 1 dioptrie (1/40 ancien système), mais cela n'est pas probable.

Pour m'en assurer, j'ai mis une goutte de sang entre deux plaques de verre placées dans l'objectif de l'optomètre, en recouvrant la plaque antérieure d'un écran à très-petite ouverture, puis j'ai cherché quel était mon *punctum remotum* pour ce point rouge. Constamment je me suis trouvé légèrement hypermétrope, alors que je suis très-exactement emmétrope pour la lumière blanche. Pour obtenir une détermination très-exacte, il faudrait pouvoir observer, par le procédé que je viens d'indiquer, des vaisseaux sanguins du calibre de ceux de la rétine au voisinage de la papille.

Ce qu'il y a de certain, c'est que la mesure ophthalmoscopique de la réfraction est constamment entachée, de ce chef, d'une erreur en moins qui s'ajoute à celle résultant de ce que les vaisseaux rétiniens sont sur un plan antérieur à la couche des bâtonnets et des cônes.

VII

LEÇONS SUR LA CATARACTE

Faites à l'École pratique de la Faculté de médecine.

1re LEÇON. — CATARACTES CAPSULAIRES. CLASSIFICATION, ANATOMIE PATHOLOGIQUE

MESSIEURS,

On désigne sous le nom de *cataracte* toute opacité, partielle ou totale, du cristallin ou de sa capsule, quelle qu'en soit la cause.

La cataracte est dite *lenticulaire* si la perte de transparence porte sur le cristallin proprement dit; elle est dite *capsulaire* quand l'opacité a pour siége la cristalloïde; enfin, quand elle occupe à la fois la lentille et la capsule, elle est dite *capsulo-lenticulaire*.

L'histoire des cataractes capsulaires fera l'objet de notre première leçon.

Une classification basée sur la nature intime du processus pathologique qui donne naissance aux opacités, est impossible dans l'état actuel de la science. On ne peut définir complétement une cataracte capsulaire qu'en mentionnant un certain nombre de symptômes d'ordre secondaire, souvent sans importance au point de vue du traitement.

La classification suivante, que je vous propose, nous permettra, sans être parfaite, de mettre quelque ordre dans la description des différentes variétés de cataractes capsulaires.

CATARACTES CAPSULAIRES

C. CAPSULAIRES VRAIES

Sénile . . . . { antérieure.
{ postérieure.

Inflammatoire, *toujours antérieure* . . . . { primitive.
{ consécutive.

C. CAPSULAIRES FAUSSES (CATARACTA SPURIA)

Suite d'iritis ou d'irido- { pigmenteuse.
cyclite . . . . { pseudo-membraneuse . { adhérente.
{ non adhérente.
Suite de perforation de la cornée . . . . centrale.
Suite de maladies du corps vitré, ou des membranes { polaires posté-
profondes . . . . { rieures.

C. CAPSULAIRES CONGÉNITALES

Suite de persistance de l'artère capsulaire . . . . { polaires posté-
{ rieures.

Suite de persistance de la membrane pupillaire . . . . { polaires anté-
{ rieures.
Pyramidale.

Les opinions des chirurgiens, touchant la fréquence de la cataracte capsulaire, ont beaucoup varié. Après avoir long-temps attribué à l'enveloppe du cristallin les stries opaques et superficielles par lesquelles débutent presque toutes les cataractes, on en était arrivé à nier complétement, avec Malgaigne, la participation de la cristalloïde au processus cataracteux. De nouvelles recherches d'anatomie pathologique, sans faire encore la lumière complète sur cette question, ont montré que l'opinion de Malgaigne était, à coup sûr, trop absolue. Les points suivants peuvent aujourd'hui être considérés comme démontrés :

1° La cataracte capsulaire *vraie, primitive,* c'est-à-dire

débutant dans la cristalloïde et bornée à cette membrane, est une affection extrêmement rare.

2° La cataracte capsulaire primitive est presque toujours suivie de cataracte lenticulaire.

3° L'immense majorité des cataractes lenticulaires peuvent arriver à maturité sans que la capsule soit altérée; *à la période de régression, c'est le contraire qui devient la règle.*

4° La plupart des cataractes capsulaires *limitées* sont des cataractes *fausses*, résultant du dépôt de matières opaques qui sont la conséquence d'affections ayant leur siége ailleurs que dans la capsule elle-même.

5° Même dans la cataracte capsulaire vraie, la membrane vitreuse qui constitue la partie résistante de la capsule reste le plus souvent intacte; la couche épithéliale seule est altérée.

Malgaigne a fait voir qu'il suffit de procédés purement mécaniques, tels que le grattage et le lavage, pour rendre à la capsule, en apparence opaque, toute sa transparence. Ritter revendique également pour la cristalloïde une indépendance complète et une conservation d'intégrité absolue, même au milieu des altérations morbides les plus intenses dont l'œil puisse être le siége.

Müller et Schweigger, tout en reconnaissant que la lame vitreuse ne perd jamais sa transparence, ont observé que cette membrane peut, dans certaines conditions, augmenter ou diminuer d'épaisseur. Il paraît démontré, en outre, qu'elle peut subir certains déplacements, se plisser, par exemple, ou bien encore prendre un aspect lamellaire et strié.

En résumé, les changements dans les caractères physiques

de la cristalloïde peuvent être le résultat : d'un amincissement ou d'un épaississement de la lame vitreuse; d'une altération primitive ou consécutive de l'épithélium capsulaire;
de dépôts à la surface antérieure ou postérieure de la
capsule.

Ces différents états peuvent reconnaître pour cause : la
vieillesse, une inflammation, une malformation congénitale,
ou un traumatisme.

L'histoire des cataractes capsulaires traumatiques ne peut
être séparée de celle des cataractes lenticulaires de même
nature; une leçon leur sera spécialement consacrée. Il en
sera de même pour les cataractes congénitales.

CATARACTES CAPSULAIRES VRAIES

D'après O. Becker, on n'observe aucune différence entre
les cellules capsulaires des cristallins de vieillards, qu'ils
soient cataractés ou non, à moins qu'il n'existe une cataracte
capsulaire proprement dite, ou que la cataracte lenticulaire
ne soit arrivée à sa période régressive. Toujours, l'épithélium qui tapisse la face interne de la cristalloïde antérieure
apparaît sous l'aspect d'une mince couche de cellules plates,
hexagonales, à contours distincts, pourvues d'un seul noyau,
et cela quel que soit le mode de conservation des préparations microscopiques. La seule altération qu'on puisse qua-
lifier de *sénile* consiste dans un dépôt de couches vitreuses,
unies ou légèrement striées, à la surface de la cristalloïde.
Ces dépôts présentent la plus grande analogie de structure
avec certaines productions séniles de la couche vitreuse de

la choroïde, aussi les observe-t-on fréquemment ensemble. Ces formations hyalines se rencontrent rarement au voisinage du pôle postérieur. Leur siége principal est à la surface interne de la cristalloïde antérieure. Tant qu'elles restent transparentes, elles échappent à l'observation; mais il est rare que tôt ou tard elles ne s'incrustent pas, çà et là, de sels calcaires; à partir de ce moment, leur histoire ne diffère en rien de celle des cataractes d'origine inflammatoire.

Sous cette dénomination assez vague, de cataractes capsulaires inflammatoires, nous sommes forcés de réunir toutes les altérations de l'épithélium capsulaire qui ne sont ni séniles ni traumatiques.

La question de savoir si la cataracte capsulaire inflammatoire est primitive ou consécutive, en d'autres termes, si elle constitue une entité morbide ou si elle n'est qu'un épiphénomène d'une maladie des parties voisines de l'œil, n'est pas encore complétement tranchée. S'il existe des faits incontestables où l'altération capsulaire a, la première, attiré l'attention, il faut reconnaître que, dans le plus grand nombre des cas, elle a été précédée de troubles de nutrition de la cornée, du corps vitré et surtout des parties antérieures du tractus uvéal. Je laisse de côté, pour le moment, l'influence exercée par le cristallin cataracté; cette étude rentre dans celle des cataractes capsulo-lenticulaires.

Que l'irritation des cellules de la cristalloïde soit primitive, ou qu'elle soit sous la dépendance d'une inflammation des organes voisins, le résultat final est à peu près le même et se traduit par l'apparition, dans le champ pupillaire, de plaques blanchâtres, de forme irrégulière, sans aucun rapport avec la structure anatomique du cristallin et fréquemment incrustées de sels calcaires qui leur donnent une teinte crayeuse.

Le processus inflammatoire qui donne naissance à ces opacités est caractérisé tout d'abord par le gonflement et la prolifération des cellules capsulaires. Celles qui tapissent immédiatement la cristalloïde prennent une forme étoilée et poussent des prolongements à l'aide desquels elles s'anastomosent entre elles, ou adhèrent à la capsule; les cellules situées plus profondément deviennent peu à peu fusiformes, et pénètrent pour ainsi dire entre les fibres du cristallin.

Lorsque l'inflammation a marché très-lentement, les troubles de nutrition ont, au début, un caractère un peu différent. Les cellules grossissent considérablement, au point de doubler ou tripler de volume (dégénérescence cystoïde), et prolifèrent très-irrégulièrement en formant une couche inégale, comme raboteuse. Certains groupes cellulaires deviennent le siége d'une hypergenèse plus active encore et constituent, par leur développement, des saillies plus ou moins régulièrement coniques, comparables à de véritables papilles dirigées vers le centre du cristallin. Ces productions nouvelles peuvent, dans certains cas, acquérir un semblant d'organisation qui les fait ressembler au tissu conjonctif.

Wedl et O. Becker ont décrit, parmi ces productions à marche centripète, de véritables cellules *géantes*, à teinte bleuâtre, formant des couches épaisses; elles paraissent naître de la partie équatoriale de la capsule antérieure et semblent posséder une véritable puissance de locomotion, car on les a rencontrées jusque dans la zone du noyau.

Les altérations épithéliales sont exclusivement bornées

aux parties de la capsule qui se trouvent en regard des opacités. En ces points, l'adhésion des cellules à la cristalloïde
et aux fibres superficielles du cristallin se trouve constamment augmentée, et si, à l'aide d'un pinceau, on lave à l'eau
distillée la face interne de la capsule, on ne parvient pas à la
débarrasser entièrement des éléments qui la recouvrent.
Celles des cellules entraînées qui se trouvaient en contact
avec la lame vitreuse y laissent une empreinte plus ou moins
marquée, prise par quelques auteurs pour un épaississement
amorphe de la capsule.

A l'hypergenèse des cellules épithéliales succède une période de régression. Son apparition est d'autant plus rapide
que l'inflammation a été plus violente. A la faveur des courants endosmo-exosmotiques, les éléments de nouvelle formation se chargent de molécules graisseuses, le noyau se
désagrége, et la membrane d'enveloppe elle-même peut
disparaître complétement. Les débris cellulaires s'incrustent
de cristaux de cholestérine et de sels calcaires qui se présentent sous l'aspect de granules arrondis, de 1 à 5 millièmes de
millimètre de diamètre, réfractant fortement la lumière et
formant des taches plus ou moins régulières qui tranchent
par leur éclat sur le reste de l'opacité. La matière calcaire
est soluble dans l'acide chlorhydrique, avec ou sans déga-
gement de gaz, selon que c'est du carbonate ou du phos-
phate de chaux.

Si la désagrégation et la fonte des cellules s'effectuent
sans infiltration de sels calcaires, il peut se former à la face
interne de la cristalloïde des dépôts vitreux, parfois homo-
gènes, le plus souvent striés et comme fibrillaires, empri-
sonnant dans leur épaisseur des débris de cellules et des

résidus pigmentaires. Ces dépôts sont difficiles à distinguer des épaississements purement séniles.

L'épaisseur de la capsule malade peut, d'après les recherches de H. Müller et O. Becker, augmenter dans des proportions variant de 1 à 7. Dans certains cas même, on a trouvé à la cristalloïde une épaisseur dix fois plus considérable qu'à l'état normal.

On cite à peine quelques exemples d'amincissement de la capsule. Ces faits ont été observés le plus souvent dans la cataracte capsulaire calcaire. L'amincissement paraît être le résultat d'une véritable atrophie par résorption; dans certains cas, on aurait constaté l'érosion, l'usure de la membrane, par les dépôts calcaires dont elle est le siége.

Jusqu'à présent, aucune observation digne de foi n'a établi que les éléments de la capsule puissent donner lieu à du pus, pas plus, du reste, que ceux de la lentille elle-même. Toutes les fois que l'on trouve des globules de pus dans l'intérieur du sac capsulaire, on peut être assuré qu'il existe quelque part une solution de continuité.

L'absence d'un épithélium à la face interne de la cristalloïde postérieure rend impossible la production, en ce point, de cataractes capsulaires inflammatoires vraies.

CATARACTES CAPSULAIRES FAUSSES

Un très-grand nombre de cataractes capsulaires sont constituées, du moins à leur début, par de simples dépôts pouvant siéger sur la cristalloïde antérieure ou postérieure, et sont dites, pour ce motif, *cataractes fausses*.

Les dépôts observés à la face externe de la cristalloïde
antérieure proviennent de l'iris, de la cornée, ou bien sont
les derniers vestiges de la membrane pupillaire.

L'inflammation de l'iris, suivie de synéchies postérieures,
est la cause la plus habituelle des opacités superficielles de
la cristalloïde antérieure. Si la dilatation pupillaire, provoquée par les mydriatiques, a rompu de bonne heure les
adhérences, l'iris reprend ses fonctions et il ne reste d'autres
traces du contact des deux membranes, que des points isolés
ressemblant à des grains de tabac éparpillés en désordre,
ou, plus souvent, disposés en cercle au centre de la capsule;
ils répondent aux points où l'iris a adhéré à la cristalloïde et
constituent la cataracte *pigmenteuse*. Mais si l'inflammation
de l'iris a été intense et prolongée, ces points, réunis par un
exsudat, peuvent constituer un véritable disque pseudo-
membraneux, plus ou moins régulièrement circulaire, d'un
gris mat, tacheté çà et là de pigment uvéen. Cette fausse
membrane a sa plus grande épaisseur à la partie centrale de
la capsule, d'où elle s'étend à la périphérie en diminuant
insensiblement d'épaisseur; c'est la cataracte capsulaire
non adhérente.

Enfin, si les produits d'exsudation ont établi, entre l'iris
enflammé et le cristallin, des adhérences persistantes, ils
constituent la cataracte capsulaire *adhérente*, dont l'histoire
appartient à celle de l'iritis.

Les pseudo-membranes peuvent s'organiser, prendre l'aspect du tissu cellulaire, ou au contraire subir la dégénérescence graisseuse et s'incruster de matière calcaire. De là une
certaine diversité d'aspect dont il sera question à propos de
la symptomatologie.

Les opacités capsulaires qui tirent leur origine de la cornée ont reçu le nom de cataractes *centrales*. Le mécanisme de leur production est facile à comprendre. A la suite d'une ulcération centrale de la cornée qui s'est terminée par une perforation, la lentille vient se mettre en contact, pendant un temps plus ou moins long, avec la membrane de Demours, et peut même contracter des adhérences avec les bords de l'ulcère; en reprenant sa place, lorsque la chambre antérieure se reforme, la capsule emporte, fixés à sa partie saillante, des débris de tissu et des produits d'exsudation qui ne sont que bien rarement résorbés.

La condition la plus favorable au développement de ces sortes de cataractes est la longue durée d'une fistule de la cornée, faisant le vide dans la chambre antérieure.

Si les dépôts capsulaires proéminent sensiblement dans la chambre antérieure, la caracte est dite *végétante*, et se rapproche beaucoup, par son aspect, de la cataracte pyramidale des nouveau-nés.

Il est bien rare que les opacités de la face externe de la cristalloïde, qui sont la conséquence d'une inflammation de la cornée ou de l'iris, ne deviennent pas le point de départ d'un trouble de nutrition des parties sous-jacentes, qui se traduit par des opacités sous-capsulaires en rapport avec les opacités superficielles. La cataracte devient alors capsulo-lenticulaire.

Les dépôts qui se forment à la face externe de la cristalloïde postérieure, dans la fossette hyaloïde, sont relativement peu fréquents; ils supposent une inflammation prolongée du corps vitré ou des membranes profondes. Les yeux atteints de certaines formes de choroïdite chronique, et surtout de

rétinite pigmentaire, y sont particulièrement prédisposés.
Le plus souvent les fibres cristalliniennes voisines de l'opacité capsulaire prennent part au processus cataracteux.

2ᵉ LEÇON. — CATARACTES CAPSULO-LENTICULAIRES. CLASSIFICATION, ANATOMIE PATHOLOGIQUE

MESSIEURS,

Le cristallin et la capsule peuvent être atteints simultanément, soit par le fait d'une action traumatique, soit parce que la cause interne sous l'influence de laquelle s'est développée la cataracte a porté en même temps son action sur tout l'appareil cristallinien. Mais, le plus souvent, l'opacité est limitée au début, et pendant un temps plus ou moins long, à un seul de ces organes.

Les cataractes capsulo-lenticulaires sont complètes ou incomplètes, c'est-à-dire que l'opacité occupe une partie de la capsule et du cristallin, ou la totalité de ces deux organes.

Dans tel cas, la cristalloïde n'offrira qu'une tache très-petite, et le cristallin sera opaque en partie ou en totalité. Dans tel autre, la séreuse sera opaque dans toute sa surface antérieure, et c'est à peine si, à travers quelque espace demeuré clair, on pourra distinguer l'état de la lentille.

Celle-ci peut être dure, molle ou liquide.

On peut poser comme axiomes cliniques :

1° Que toute cataracte capsulaire primitive, *vraie* ou *fausse*, est suivie, tôt ou tard, de l'opacification partielle ou totale du cristallin, à moins cependant que l'altération capsulaire ne soit très-limitée, comme cela a lieu, par exemple, dans la cataracte pigmenteuse;

2° Que toute cataracte lenticulaire, arrivée à sa période régressive, s'accompagne d'opacités de la cristalloïde.

La distinction des cataractes, en *capsulaires* et *lenticulaires*, n'est donc guère possible qu'au début; plus tard, c'est à peine si la prédominance des altérations, sur la capsule ou sur le cristallin, permet d'établir quel a été le point de départ de la maladie.

Le mécanisme par lequel les opacités de l'un des organes sont suivies d'un état semblable de l'organe voisin, n'est pas le même dans tous les cas.

L'opacification de la lentille, succédant à celle de la capsule, tient, en premier lieu, à un trouble de nutrition résultant de ce que l'endothélium capsulaire malade ne remplit plus qu'incomplétement, ou pas du tout, le double rôle qui lui a été dévolu comme organe régulateur de l'échange des matériaux entre le cristallin et l'humeur aqueuse, et comme organe de protection destiné à préserver les fibres cristalliniennes du contact direct de l'humeur aqueuse. Or, ce qui se passe dans les cataractes traumatiques nous apprend que la lentille s'altère et perd sa transparence dès qu'elle est mise en contact avec ce liquide.

L'irritation exercée par l'hypergenèse et le développement inégal des cellules de la cristalloïde devient, pour les couches superficielles du cristallin, une autre cause d'altération. La multiplication parfois excessive des éléments cellulaires amène une compression des parois de la fibre, qui finit par l'atrophier et la détruire; si cette destruction et le ramollissement qui en résulte s'étendent à toute la surface de la lentille, on peut voir les cellules épithéliales de nouvelle formation, et les noyaux des fibres mis en liberté, se disséminer au milieu de l'émulsion cristallinienne et même se répandre le long de la face interne de la capsule postérieure.

Dans quelques cas, ainsi que nous l'avons vu à propos des cataractes capsulaires, les productions épithéliales constituent des saillies inégales plus ou moins régulièrement coniques, qui pénètrent entre les fibres sous-jacentes, les écartent, les dissocient, et deviennent par là même une cause puissante de destruction.

Les produits de régression graisseuse ou calcaire, qui se forment à la face interne de la cristalloïde antérieure, concourent au même résultat. Les dépôts qui s'effectuent à la face externe de la capsule, par suite de maladies de la cornée, du tractus uvéal ou du corps vitré, et les synéchies postérieures, ont une action tout à fait analogue, par suite de l'irritation qu'ils exercent sur le sac capsulaire, irritation qui ne tarde pas à se transmettre aux fibres du cristallin.

Les cataractes lenticulaires qui ont dépassé leur période de maturité complète peuvent s'accompagner d'opacités de la cristalloïde, par le seul fait du contact dés fibres altérées avec l'épithélium capsulaire. Mais, à cette première cause d'irritation, vient plus tard s'en ajouter une autre dont l'action est comparable, jusqu'à un certain point, à celle d'un traumatisme : je veux parler des adhérences qui s'établissent entre la capsule et le cristallin, et qui ont pour conséquence, lorsque ce dernier se rétracte par le fait du processus régressif, de plisser la cristalloïde, de détruire et en tous cas de déplacer les cellules épithéliales qui la tapissent. Il se fait, dans ce cas, une prolifération des cellules épithéliales, caractérisée extérieurement par l'apparition de plaques blanchâtres très-apparentes, superficielles, à contours irréguliers et anguleux, occupant d'ordinaire le centre du cristallin, et se distinguant des masses corticales opaques qu'elles recouvrent, en ce qu'elles n'offrent jamais l'apparence de stries ou de rayons étoilés.

Les cataractes capsulo-lenticulaires ont, en général, une marche fort irrégulière, et les métamorphoses régressives par lesquelles passent les éléments histologiques du cristallin et de son enveloppe, sont loin de présenter dans leur succession une régularité parfaite. Au début, la cellule est le seul foyer où se passent tous ces changements; mais, peu à peu, sous l'influence des courants endosmo-exosmotiques, il se forme différents dépôts dont le contact, avec les éléments figurés, donne lieu à des actions chimiques qui accélèrent leur destruction.

Les caractères physiques de ces cataractes sont extrêmement variables, suivant l'époque de leur évolution à laquelle elles sont parvenues, et le plus ou moins d'étendue des parties envahies. Pour mettre quelque méthode dans leur description, nous les classerons de la façon suivante :

CATARACTES CAPSULO-LENTICULAIRES

Ayant débuté par la capsule..........	pseudo-membraneuse, fibrineuse, phosphatique, végétante, marmorée, étoilée, etc.
Ayant débuté par le cristallin........ *(régressives)*	morgagnienne, sédimentaire, cystique, bursiforme, purulente, fétide, discoïde, aride-siliqueuse, crétacée, pierreuse, trémulante, osseuse, etc.

Paraissant avoir dé- ⎫
buté simultanément ⎪ étoilée postérieure ou choroïdienne.
par le cristallin et ⎬
la capsule........ ⎭

Congénitales........ ⎰ pyramidale, axile.
⎱ *formes régressives* : cystique, etc., etc.

Traumatiques.

Les cataractes capsulo-lenticulaires ayant débuté par la capsule, ne s'observent guère qu'à la face antérieure de l'appareil cristallinien. Les opacités qui sont la conséquence de dépôts pigmenteux, fibrineux ou calcaires, tendent à se généraliser beaucoup moins rapidement que celles qui sont la conséquence d'une inflammation primitive de l'épithélium. Au niveau de ces opacités, la lame vitreuse conserve sa transparence, quel que puisse être le degré d'altération des cellules épithéliales et l'épaisseur des dépôts sus-capsulaires.

Les opacités, même peu étendues, sont rarement limitées au voisinage de la capsule; une observation attentive permet de constater que, le plus souvent, elles s'étendent dans l'épaisseur du cristallin. On voit même, dans certaines formes de cataractes qui succèdent aux perforations centrales de la cornée, l'opacité sous-capsulaire résultant du contact des produits altérés déposés à la face externe de la cristalloïde, pénétrer assez avant dans la lentille, et si les masses exsudatives qui proéminent dans la chambre antérieure ont pris de leur côté une forme conique, végétante, les opacités intra et extra-capsulaires peuvent être comparées à deux clous adossés par leur tête au niveau de la partie centrale de la capsule qui, en ce point, se trouve généralement amincie, ou même complétement atrophiée.

La seule présence, sur la cristalloïde, des produits morbides qui constituent la cataracte capsulaire centrale, est bien suffisante pour rendre compte de l'altération des fibres cristalliniennes sous-jacentes. M. de Wecker a cependant cherché à expliquer le fait autrement : « Ce sont les parties centrales de la capsule qui, lorsqu'elles adhèrent aux parois de l'ulcère, s'en détachent le moins facilement, au moment où l'accumulation de l'humeur aqueuse reproduite refoule en arrière les autres parties de la cristalloïde. Cette dernière se plisse consécutivement au niveau de ses adhérences, et l'hypergenèse épithéliale active qui résulte de l'irritation directe produite en ce point, devient très-apte à combler le vide qui tend à se faire au voisinage du pôle cristallinien antérieur. »

Cette explication, assurément ingénieuse, a le tort de rappeler un peu trop la fameuse théorie de l'horreur du vide. —

Quoi qu'il en soit, une chose certaine, c'est que l'hypergenèse des cellules épithéliales joue, dans la production de ces sortes de cataractes, le rôle le plus important, et que souvent la prolifération des éléments cellulaires est assez considérable pour repousser en avant la cristalloïde.

Les altérations sous-capsulaires qui sont la conséquence des dépôts à la face externe de la cristalloïde, ont cela de particulier, et qu'il faut avoir toujours bien présent à l'esprit, si l'on ne veut pas s'égarer dans la recherche des causes des opacités, qu'elles peuvent poursuivre leur évolution, arriver à leur période d'état, subir même certaines métamorphoses régressives, alors que les dépôts primitifs ont depuis longtemps entièrement disparu, soit qu'ils aient été résorbés, soit, s'il s'agissait de synéchies, que le bord pupillaire, en rompant ses adhérences, ait entraîné avec lui les masses exsudatives qui l'agglutinaient à la capsule. Il arrive souvent qu'il ne reste d'autre trace de l'affection première qu'un peu de décoloration ou de déformation de l'iris, parfois des synéchies antérieures; ou bien, s'il y a eu perforation de la cornée, une tache très-limitée qui peut se réduire à un nuage léger, au centre de cette membrane.

La répartition, la teinte des opacités et la nature des produits qui les constituent, permettent de distinguer, dans les cataractes capsulo-lenticulaires d'origine périphérique, un certain nombre de variétés qu'on trouve décrites dans les anciens auteurs sous les noms de cataractes marmorées, arborescentes, trabéculaires, étoilées antérieures, etc., dénominations qui, du reste, ont été appliquées aussi à un certain nombre de cataractes purement lenticulaires. Il en sera question plus en détail à propos de la symptomatologie.

La seule chose qu'il importe de retenir en ce moment, c'est que les opacités occupent rarement la totalité de la capsule, et encore moins du cristallin; qu'elles peuvent rester indéfiniment stationnaires, et qu'elles se distinguent par une coloration et une distribution extrêmement inégales.

3ᵉ LEÇON. — CATARACTES CAPSULO-LENTICULAIRES.
ANATOMIE PATHOLOGIQUE (SUITE ET FIN)

MESSIEURS,

Les cataractes capsulo-lenticulaires qui ont leur point de départ dans la lentille sont essentiellement des cataractes régressives.

Les taches de la cristalloïde qui viennent recouvrir les opacités corticales s'en distinguent aisément par leur teinte plus blanche, éclatante, par leur disposition irrégulière et anguleuse n'offrant jamais l'apparence de stries ou de rayons étoilés; enfin par leur apparence tout à fait superficielle.

Le diamètre de ces opacités nouvelles dépasse rarement celui de la pupille moyennement dilatée.

Ces cataractes présentent des variétés nombreuses dont les caractères distinctifs se déduisent surtout de la consistance des produits opaques, de l'étendue des altérations et de la nature ultime des métamorphosés régressives, toutes choses sur lesquelles l'âge du sujet exerce une influence considérable.

Chez les malades âgés, où le cristallin possède déjà un noyau dur, sclérosé, il reste toujours au centre de la lentille un certain nombre de fibres qui conservent une intégrité relative; il est extrêmement rare, même dans les cataractes les plus anciennes, de trouver un noyau sénile entièrement dégénéré. Au contraire, chez les sujets jeunes, c'est-à-dire qui n'ont pas dépassé la quarantaine — on ne saurait d'ailleurs fixer une limite précise, — le ramollissement s'étend jusqu'aux parties centrales du cristallin, et sa marche est d'autant plus rapide que le malade est moins avancé en âge.

Lorsque la substance corticale est tout opacifiée, il peut survenir deux types de dégénérescence dont les phases sont liées au plus ou moins d'activité des courants osmotiques qui règlent la nutrition du cristallin, et qui, eux-mêmes, sont sous la dépendance du degré d'intégrité des parties voisines, et en particulier du tractus uvéal.

Dans le premier cas, il se fait une augmentation des liquides qui entrent dans la constitution de la lentille, la fibre se gonfle, sa membrane d'enveloppe s'amincit, se rompt et laisse échapper un contenu grumeux, en partie liquéfié, qui ne tarde pas à subir la dégénérescence graisseuse. On trouve alors dans la capsule un liquide gris blanchâtre plus ou moins opaque, dont la consistance est celle du lait ou de l'amidon cuit très-délié. Dans cette émulsion nagent des gouttelettes huileuses reconnaissables à leurs contours foncés et à leurs dimensions considérables, des masses vitreuses constituées par les débris agglutinés de la membrane des fibres, et, plus rarement, des cristaux de cholestérine et de margarine.

Si cette émulsion est limitée aux fibres superficielles, par suite de la préexistence d'un noyau volumineux, ce qui a toujours lieu chez les vieillards, elle prend le nom de *cataracte de Morgagni*.

Le magma cristallinien peut devenir assez fluide pour ne plus pouvoir supporter le poids du noyau, qui tombe alors à la partie déclive de la capsule, où il peut rester indéfiniment sans subir de modifications. Le plus souvent cependant, lors de l'opération, on trouve ce noyau brunâtre, moins transparent qu'à l'état normal, quelquefois même opaque ou à peu près.

L'existence du noyau ne peut être reconnue sur le vivant qu'autant que la masse corticale n'est pas entièrement opaque; on constate alors que la teinte jaune ou brune par laquelle il révèle sa présence, et qui tranche sur la teinte plus claire des parties ramollies, se voit à la partie inférieure de l'ouverture pupillaire, au lieu d'en occuper le centre.

Cette tache devient plus apparente lorsque le malade penche la tête en avant, de façon à mettre le noyau en contact avec la cristalloïde antérieure; elle disparaît, au contraire, et la coloration du champ pupillaire devient uniforme, lorsque la tête est rejetée en arrière.

La cataracte de Morgagni peut rester stationnaire pendant plusieurs années ; mais, en général, par suite de la déperdition insensible de l'eau qu'elle renferme, elle finit par se transformer en une de ces cataractes sèches dont il sera parlé à la fin de cette leçon. Jusqu'à ce moment, elle se distingue de la plupart des cataractes capsulo-lenticulaires par un état d'intégrité *relatif* de la cristalloïde, qui permet de la déchirer facilement avec le kystitome.

La cataracte entièrement liquide n'est que le plus profond degré de ramollissement du cristallin. On ne la rencontre guère que chez les sujets jeunes, ne possédant pas encore de noyau. Sa marche est rapide; chez les enfants, il suffit de quelques mois, parfois même de quelques semaines, pour que le champ pupillaire soit envahi par une teinte gris clair, blanc bleuâtre ou blanc sale, uniforme, exempte de stries et d'autant plus opaque qu'on l'observe plus près du centre, en raison de la plus grande épaisseur de la masse liquide en ce point. Si la teinte de l'émulsion se rapproche de celle du lait, la cataracte est dite *laiteuse*.

Dans toute cataracte liquide arrivée à sa période d'état, on trouve la masse cristallinienne augmentée de volume ; la chambre antérieure est par suite moins profonde, et l'iris, bombé en avant, se montre moins contractile qu'à l'état normal, par suite de la compression qu'il subit. L'ombre portée a disparu; le cercle uvéen est très-apparent.

Ces formes s'observent surtout chez les enfants; il est rare de les rencontrer après 35 ou 40 ans. La cataracte est souvent monoculaire et se rattache alors à une maladie des membranes profondes.

Si on observe une cataracte liquide, après que l'œil a gardé le repos pendant un certain temps, on constate facilement, surtout si l'on a dilaté la pupille, que l'opacité, au lieu de se montrer uniforme, est disposée par couches transversales de teinte différente. Les couches inférieures sont, en général d'un jaune plus ou moins foncé, tandis que les couches supérieures sont presque incolores. L'émulsion, en effet, n'est jamais absolument homogène; les parties les plus dures, qui sont aussi les plus opaques, se déposent les premières, tandis que les parties liquides, entièrement débarrassées des matières qu'elles tenaient en suspension, se montrent, à la partie supérieure, complétement transparentes. Entre les deux se placent les couches intermédiaires, par ordre de densité décroissante, de bas en haut. Cette disposition disparaît dès que le malade imprime des mouvements au globe oculaire. Les diverses couches se confondent, et l'opacité reprend son aspect ordinaire.

Parfois, le dépôt abondant qui se fait à la partie inférieure de la capsule tranche fortement, par sa coloration et sa consistance, sur le surplus du contenu du sac; la cataracte, en ce cas, est dite *sédimentaire*. S'il existe encore un petit noyau, il peut alors se trouver enfoui dans le sédiment; en pareil cas, l'âge du sujet sera une présomption en faveur de l'existence ou de l'absence du noyau.

Les cataractes liquides peuvent conserver assez longtemps leur fluidité, par suite peut-être de l'obstacle qu'apporte à l'exosmose l'épaississement constant de la capsule. Peu à peu, cependant, le liquide est résorbé en partie ou en totalité ; le degré d'intensité du mouvement d'absorption, joint à quelques circonstances accessoires, imprime alors aux cataractes des différences de forme qui créent parmi elles des variétés naturelles.

Ainsi, dans une cataracte où dominait la substance corticale, et où, par conséquent, le ramollissement a porté sur la presque totalité de la lentille, l'absorption peut finir par réduire le cristallin aux deux feuillets de la cristalloïde, qui s'adossent alors l'un à l'autre, de façon à constituer une mince plaque membraneuse, quelquefois pourvue d'une dépression ombilicale qui correspond à la pupille, c'est-à-dire à la région où la condensation des masses corticales s'est effectuée avec le plus d'activité : c'est la cataracte *discoïde*; mais, le plus souvent, entre les deux lames de la capsule, se trouvent quelques résidus graisseux et calcaires qui donnent au cristallin l'apparence d'une gousse desséchée, renfermée dans une enveloppe flétrie. Cette cataracte, en raison de sa ressemblance d'aspect avec le fruit de certaines légumineuses, a reçu le nom d'*aride-siliqueuse*. La surface de la capsule est généralement rugueuse, par suite des petites saillies que forment les dépôts sous-jacents à la cristalloïde.

Les cataractes discoïdes et siliqueuses sont toujours solidement unies au corps ciliaire. Lorsqu'on tente de détruire les adhérences en tirant sur le cristallin avec des pinces, on voit la sclérotique se plisser du côté opposé aux tractions.

En raison de leur faible épaisseur, elles présentent parfois une certaine diaphanéité permettant d'entrevoir la couleur rouge du fond de l'œil.

Contrairement à ce qui a lieu pour les cataractes liquides, la chambre antérieure est ici plus profonde qu'à l'état normal. Si l'iris est resté mobile, on constate qu'il tremblote au moindre mouvement oculaire ; une zone noire très-apparente, qui n'est autre que l'ombre portée de l'iris, existe alors entre le bord pupillaire et le fond blanc de la cataracte, situé plus profondément. Si, au contraire, il existe des synéchies postérieures, l'iris, déprimé en arrière, forme un entonnoir dont la profondeur est en rapport avec le degré d'atrophie du cristallin.

Toutes les fois que la lentille, devenue liquide, conserve longtemps sa fluidité, la capsule s'épaissit notablement, non pas seulement par suite de la prolifération des cellules qui tapissent son feuillet antérieur, mais encore par l'adjonction d'une production hyaline, vitreuse, analogue à sa substance amorphe. On a alors un véritable kyste, qui a reçu le nom de cataracte *cystique*. Les cataractes, d'ailleurs extrêmement rares, dites *purulentes* et *fétides*, en raison de l'aspect ou de l'odeur de leur contenu, rentrent dans cette catégorie. Elles tiennent le milieu, par leur volume et leur consistance, entre les cataractes liquides et les cataractes siliqueuses.

Si le cristallin perd peu à peu son apparence lenticulaire pour devenir sphérique, la cataracte est dite *burséolée* (*C. bursata*). Cette modification dans la forme générale de l'organe ne peut avoir lieu qu'autant que la zonule a cédé en quelques points ; le retrait de la capsule, qui succède à la résorption d'une partie de son contenu, n'a plus lieu alors seulement d'avant en arrière, mais suivant tous les rayons de la sphère. La rupture du ligament suspenseur fait que le cristallin tremble quelquefois au moindre mouvement de l'œil, d'où la qualification de *tremblante* souvent attribuée à cette forme de cataracte.

Indépendamment du déplacement en masse de l'organe, on peut apercevoir aussi, dans quelques cas, de véritables oscillations de la partie liquide qui se meut librement dans une poche trop vaste. L'accumulation du liquide à la partie inférieure, sous l'action de la pesanteur, fait que cette poche semble plus épaisse en bas qu'en haut.

En général, dans ces formes régressives de cataracte, la cristalloïde, considérablement épaissie, est rendue plus résistante encore par des dépôts calcaires qui, sous forme d'un pointillé blanc ou de plaques crayeuses, occupent les parties centrales, précisément aux points où devra porter le kystitome. Lors des tentatives d'extraction, il n'est pas rare de voir le cristallin s'échapper tout à coup, sous la forme d'une masse globuleuse qui s'aplatit par son propre poids lorsqu'on la dépose sur une surface plane et résistante. Il suffit de plonger cette poche dans l'eau pendant un certain temps, pour lui voir prendre une forme globuleuse, par suite de l'absorption d'une certaine quantité de liquide.

Les cataractes capsulo-lenticulaires dont il a été question jusqu'ici, sont caractérisées, au point de vue anatomique, ou bien par la fluidification complète des éléments cristalliniens, ou bien par une véritable résorption ne laissant entre les feuillets de la capsule qu'un résidu mi-parti graisseux et calcaire. Mais il arrive fréquemment que les dépôts calcaires s'effectuent dans un cristallin dont les fibres n'ont encore subi qu'une altération peu avancée; celles-ci conservent alors leur apparence fibrillaire, mais en s'incrustant de sels de chaux qui sont parfois assez abondants pour transformer la lentille en une masse solide, résonnant au contact des instruments : c'est la cataracte *pierreuse*.

La dessiccation du cristallin et la réduction de ses diamètres sont généralement proportionnelles à la quantité de sels déposée; pour suivre ce mouvement de retrait, la capsule se plisse, tend ses attaches à la zonule, et si cette dernière est devenue rigide et cassante, ce qui n'est pas rare en pareil cas, il se produit une luxation du cristallin. La cataracte tombe en arrière de l'iris, ou même vient se placer dans la chambre antérieure; j'ai eu, tout récemment encore, l'occasion d'observer un cas de ce genre.

Entre les cataractes pierreuses, liquides et siliqueuses, se place une multitude de formes intermédiaires. Une des plus curieuses est celle dans laquelle le cristallin présente, à l'extérieur seulement, une couche dure comparable, pour son épaisseur et sa fragilité, à une coquille d'œuf. En général, du reste, l'incrustation calcaire occupe les couches externes, de préférence aux couches centrales, que leur condensation tend à préserver du ramollissement.

Si le noyau était déjà dur, fortement sclérosé au moment de la transformation cataracteuse, il peut conserver sa transparence; la trame distincte du cristallin et ses fibres dentelées s'y font encore reconnaître. Dans le cas contraire, il est toujours plus ou moins altéré et se présente sous l'aspect d'une masse opaque, de consistance extrêmement variable, depuis celle du plâtre mouillé jusqu'à celle de la pierre. Le plus souvent, alors, toute trace d'organisation a disparu.

Lorsque la calcification de la lentille s'opère simultanément avec la transformation cataracteuse, et que le cristallin, tout en perdant une partie de son eau, conserve encore une certaine épaisseur, on doit craindre une altération profonde des membranes de l'œil. Ces formes de cataractes ne s'observent guère, en effet, que sur des yeux atrophiés, staphylomateux, atteints de choroïdite chronique ou d'iridocyclite exsudative. Au contraire, une résorption complète de la lentille, succédant à sa liquéfaction et réduisant le cristallin aux deux feuillets de sa capsule, suppose un état relatif d'intégrité des membranes profondes.

Certains auteurs, Stellwag en particulier, disent avoir observé dans le cristallin des corpuscules osseux séparés de la capsule par une couche fibreuse. Ces cataractes *osseuses*, d'ailleurs fort rares, n'offrent qu'un intérêt secondaire au point de vue pratique; toujours, en pareil cas, les yeux sont profondément désorganisés et la vision perdue sans retour.

Enfin, certaines réactions chimiques mal connues peuvent transformer le cristallin en un liquide huileux, à odeur rance et pénétrante : c'est la cataracte *putride*.

Il existe un certain nombre de cataractes capsulo-lenticulaires postérieures, dont on serait fort embarrassé de dire si elles ont débuté par la capsule ou par le cristallin; très-probablement les opacités se développent simultanément de part et d'autre. Elles sont limitées à la capsule et aux couches superficielles de la lentille, et affectent une forme étoilée plus ou moins en rapport avec la disposition des secteurs du cristallin. Ce sont les parties devenues opaques qui occupent le centre de figure de l'organe ; de là elles envoient vers l'équateur des stries assez peu régulières qui, vues à travers le cristallin, apparaissent sous l'aspect de lignes radiées, d'un gris terne, appartenant à une surface concave.

Ces cataractes *étoilées postérieures* sont rangées assez fréquemment parmi les cataractes polaires. Il vaut mieux, je crois, pour éviter toute confusion, réserver le nom de *polaires* à certaines opacités congénitales auxquelles leur situation toute périphérique mérite, de préférence, cette qualification.

L'examen microscopique montre que la cataracte étoilée postérieure est surtout le résultat de l'opacification de la substance interstitielle de la lentille, au voisinage de la capsule. La configuration arrondie, en forme de tache, de la partie centrale de l'opacité, est due à la condensation, en ce point, de fibres corticales épaisses en connexion intime avec la cristalloïde, qui elle-même se trouve augmentée d'épaisseur, par suite de dépôts de nature vitreuse. Quelquefois la région équatoriale du cristallin est envahie en même temps que le pôle, mais il reste toujours, entre les opacités centrales et les stries périphériques, une zone ayant conservé toute sa transparence.

Cette forme de cataracte succède le plus souvent à quelque maladie des membranes profondes ; certains auteurs la considèrent même comme étant toujours d'origine choroïdienne. Cependant, il n'est pas rare, lorsque l'exploration du fond de l'œil est encore possible, de ne trouver aucune lésion de nature à expliquer les opacités du cristallin, soit que, en effet, la région postérieure du globe soit saine, soit que la couche épithéliale pigmentaire qui recouvre la choroïde, masque les altérations du stroma.

Les états pathologiques qui peuvent donner naissance à la cataracte étoilée postérieure sont, le plus souvent, des choroïdites anciennes ; les formes atrophique, pigmentaire, et la scléro-choroïdite postérieure des myopes, y prédisposent tout particulièrement. Le début des opacités est précédé, plus ou moins longtemps à l'avance, de l'apparition de mouches volantes et d'un ramollissement du corps vitré indiquant que la nutrition de l'œil a subi un trouble profond.

Cette forme de cataracte choroïdienne peut rester longtemps stationnaire. Si les stries, qu'il n'est pas rare d'observer à la circonférence de la lentille, sont fines, déliées, très-distinctes les unes des autres, on peut s'attendre à une évolution extrêmement lente. Néanmoins, la vue est de bonne heure très-affaiblie, non pas seulement parce que les opacités sont placées en regard de l'ouverture pupillaire, mais aussi, et quelquefois même *surtout*, par suite des altérations concomitantes de la choroïde, de la rétine ou du corps vitré.

On voit quelquefois les deux feuillets de la capsule et les fibres contiguës être le siége d'opacités partielles, plus ou moins régulièrement distribuées, qui peuvent persister indéfiniment sans s'étendre vers le centre de la lentille. En général les taches de la face postérieure sont d'origine choroïdienne. Celles de la face antérieure résultent surtout de la prolifération des cellules épithéliales de la cristalloïde et de leur incrustation par des sels calcaires ; leur couleur éclatante forme un contraste frappant avec l'aspect terne et aqueux des opacités radiées de la cristalloïde postérieure.

VIII

LEÇONS CLINIQUES ET OBSERVATIONS

LEÇON CLINIQUE SUR UN CAS DE PARALYSIE DU VOILE DU PALAIS ET DE L'ACCOMMODATION

SUITE D'ANGINE DIPHTHÉRITIQUE

MESSIEURS,

Vous savez qu'il n'est pas rare de voir l'angine diphthéritique être suivie de paralysies d'ailleurs très-variables dans leurs manifestations. Les seules que l'oculiste soit appelé à traiter sont celles qui frappent les muscles de l'œil.

Ces paralysies, comme toutes celles qui succèdent à la diphthérie, ont cela de particulier que leur apparition est en général tardive; c'est parfois plusieurs semaines, plusieurs mois même, après une guérison en apparence complète, que les accidents éclatent, et ils n'en sont pour cela ni moins graves, ni moins rebelles au traitement.

Quelle est la cause de ces manifestations ultimes de l'angine couenneuse? Doit-on invoquer un processus morbide des organes centraux, consécutif à une altération du sang? C'était l'opinion de Bretonneau; il appuyait cette hypothèse sur l'analogie qui existe, au point de vue de leur évolution, entre les paralysies diphthéritiques et celles qui apparaissent à la période secondaire de la syphilis. Faut-il admettre, au contraire, l'existence de véritables méningites diphthéritiques comprimant les éléments nerveux, ainsi que l'a montré l'autopsie dans une observation communiquée par M. Pierret à la Société de biologie (séance du 24 décembre 1876)? Je n'ai à cet égard aucune expérience personnelle. Pourtant l'apparition des accidents paralytiques longtemps après la guérison de l'angine, et chez des personnes dont la santé générale est redevenue excellente, ne permet guère de généraliser l'explication donnée par M. Pierret.

De tous les muscles de l'œil, les plus fréquemment atteints sont les muscles intrinsèques, qui président à l'accommodation : aussi les symptômes observés ressemblent-ils beaucoup à ceux de l'asthénopie.

Les premières observations remontent à 1860, et sont dues au professeur Donders, d'Utrecht.

Dans une épidémie grave d'angine diphthéritique, tous ceux qui survécurent aux accidents gangréneux présentèrent, sans exception, des paralysies limitées en général au voile du palais et au muscle ciliaire. Quelques malades succombèrent à une véritable paralysie générale avec attaques de dyspnée.

Les observations publiées par Donders montrent que la paralysie de l'accommodation n'était pas complétement guérie après cinq mois de traitement! C'est vous dire combien les ressources de la thérapeutique peuvent être impuissantes en pareil cas. Le médecin, consulté sur la durée probable de la maladie, agira donc sagement en se tenant sur la réserve.

— Le petit garçon que je vous présente est âgé de sept ans. Il m'a été adressé par M. le docteur Blacher, avec le diagnostic parfaitement exact de *paralysie du voile du palais et de l'accommodation, suite d'angine diphthéritique.* La

maladie a débuté le 15 janvier.; elle a été combattue par des
cautérisations avec le perchlorure de fer et le nitrate d'argent, et a duré deux semaines. La paralysie du voile du
palais, constatée dès les premiers jours, a été en s'accentuant jusqu'au moment de l'entrée en convalescence ;
depuis lors elle est restée stationnaire. Vous noterez ce fait
que le phénomène paralytique est apparu pendant la maladie, et non après, ainsi que cela a lieu généralement.

La déglutition des aliments solides s'opère sans trop de
difficulté, mais les liquides pénètrent facilement dans le
nez; il s'ensuit de la toux, quelquefois même des nausées.
Les troubles de la phonation sont plus marqués que ceux
de la déglutition; la voix est fortement nasillarde. Il suffit
de faire compter l'enfant pour s'en assurer.

Je n'ai pas besoin de vous dire que ces accidents tiennent
au défaut d'occlusion des fosses nasales, qui est la conséquence de la paralysie du muscle azygos et des autres muscles du palais.

Vous pouvez constater qu'il ne persiste, du reste, aucune
trace de l'affection primitive : la coloration des muqueuses
est normale, les amygdales ne sont pas gonflées, la luette a
ses dimensions habituelles; aussi n'entendons-nous pas le
bruit *râlant* signalé dans certains cas de ce genre, et qui
paraît être dû au tremblement de la luetté allongée et
frottant contre la base de la langue.

Je passe sous silence quelques particularités relatives à la
prononciation de certaines voyelles et consonnes, pour arriver à ce qui nous concerne plus particulièrement.

Pendant toute la durée de l'angine, on ne s'est aperçu de
rien du côté des yeux; l'enfant, pour se distraire, griffon-

nait ou lisait au lit, sans accuser aucun trouble de la vue. C'est vers le milieu de février seulement, quinze jours par conséquent après la fin de la maladie, que la vision de près est devenue impossible.

Notre petit malade est fort intelligent et répond très-nettement aux questions qu'on lui pose. Il est rare de pouvoir faire chez des enfants de cet âge des observations aussi concluantes que celles que je vais rapporter, et dont je répéterai quelques-unes devant vous.

Voici ce que j'ai constaté à mon premier examen, le 1er mars :

Il existe une injection modérée de la conjonctive et l'on me dit que les paupières sont un peu collées au réveil. Une douleur sourde est ressentie à l'angle interne des yeux. Ces symptômes doivent être attribués uniquement aux efforts faits pour voir de près. Les pupilles sont à peine un peu plus dilatées qu'à l'état normal; les mouvements réflexes et accommodateurs sont restreints.

La lecture à la distance habituelle est absolument impossible. Si l'on met un livre entre les mains du malade, il l'éloigne de plus en plus de ses yeux, comme ferait un presbyte, et, malgré cela, ne peut arriver à déchiffrer des caractères même assez gros. Un verre convexe faible rend la vision plus distincte; un verre concave la rend plus confuse. Nous sommes donc en présence, ou bien d'une paralysie de l'accommodation, ou bien d'une hypermétropie excessive, car il faut que le *déficit* de la réfraction statique soit considérable, pour qu'un enfant de sept ans ne puisse lire à la distance de 25 ou 30 centimètres.

Il n'est pas rare, à la suite de maladies graves, d'anémies

aiguës ou d'hémorrhagies abondantes, de voir une hypermétropie jusque alors *latente*, grâce à un excès de réfraction
dynamique, se révéler presque subitement par un trouble
de la vision de près, qui est la conséquence de la débilitation
du muscle accommodateur. Mais alors, tout le système musculaire offre une faiblesse évidente.

Chez notre petit malade, rien de semblable n'existe ; il a
repris ses jeux et ses occupations, les forces sont revenues ;
la santé générale est bonne. D'un autre côté, la vision au
loin est excellente, sans le secours d'aucun verre ; les
échelles typographiques de Giraud-Teulon, placées à 4 mètres de distance, sont lues sans hésitation jusqu'à la dernière
ligne. C'est donc bien d'une paralysie de l'accommodation
qu'il s'agit.

La mesure des fonctions visuelles, faite avec mon optomètre, a donné les résultats suivants pour les deux yeux :
acuité et *réfraction statique* normales, *amplitude d'accommodation* réduite à 1 dioptrie (1/40 ancien). Cela veut
dire que la puissance réfringente dont l'œil peut se ren-
forcer pour la vision de près, a pour mesure une lentille
convexe de 1 dioptrie. Il en résulte que la vision *distincte*
n'est possible qu'au delà de 1 mètre ; en-deçà, l'enfant ne
peut distinguer que des objets relativement grands, pour
lesquels l'étendue des images rétiniennes l'emporte de
beaucoup sur celle des cercles de diffusion.

Or, à dix ans, âge le plus jeune pour lequel nous possé-
dions des données précises, la puissance normale d'accommodation est assez considérable pour permettre la lecture à
7 centimètres. A sept ans, cette distance doit être plus courte
encore, puisque, vous le savez, le *punctum proximum*

s'éloigne avec l'âge. La paralysie de l'accommodation, dans
le cas actuel, est donc presque complète.

Quel traitement instituer ?

Il est difficile de s'attaquer à un élément étiologique dont
la nature intime nous échappe. Mais nous pouvons faire trois
choses : 1° fortifier la santé générale à l'aide des toniques et
des reconstituants : le quinquina, les préparations ferrugi-
neuses, les bains sulfureux sont recommandés par tous les
auteurs ; 2° combattre l'état local par des palliatifs : fève de
Calabar ou lunettes ; 3° essayer de réveiller la contractilité musculaire au moyen de courants électriques. Ce mode de traitement n'ayant pu être employé tout d'abord, les deux autres
restaient seuls à notre disposition.

Des verres de presbyte, en suppléant dans une mesure
suffisante au manque d'accommodation, pouvaient rendre
possible la vision de près. Voici ce que je reproche à ce
moyen : si on prescrit un numéro qui compense exactement
le déficit de réfraction dynamique, rien ne sollicite plus la
contraction du muscle ciliaire ; et le sujet s'habitue à ne pas
accommoder ; il est obligé, au contraire, de faire des efforts
excessifs d'accommodation, si le numéro est trop faible, et il
en résulte de l'asthénopie accommodative.

La fève de Calabar n'a pas les mêmes inconvénients ; elle
permet la vision de près, à la fois en rétrécissant l'ouverture
pupillaire, ce qui diminue la grandeur des cercles de diffusion, et en provoquant la contraction du muscle ciliaire.

L'action de ce myotique est énergique ; il agit en quelques
minutes. L'effet en est beaucoup moins persistant que celui
de son antagoniste, l'atropine, mais on en est quitte pour
recourir plus souvent au médicament. Il en résulte des alter-

natives de contraction et de détente, une véritable gymnastique du muscle ciliaire, qui me paraît devoir aider puissamment au rétablissement de sa fonction.

La préparation de fève de Calabar à laquelle on donne maintenant la préférence est l'alcaloïde connu sous le nom d'*ésérine*. La formule à laquelle j'ai eu recours est la suivante :

> Eau distillée............................... 10 grammes.
> Sulfate neutre d'ésérine................. 0,05 centigr.
> Une goutte toutes les quatre heures.

Ce collyre rend des services réels non-seulement dans la mydriase et la paralysie morbide de l'accommodation, mais encore dans celles qui succèdent à l'emploi des préparations de belladone.

Sous l'influence de ce traitement, les troubles visuels ont presque entièrement disparu dès le premier jour. Le surlendemain, je constatai que l'enfant pouvait lire comme tout le monde, à 25 ou 30 centimètres. Cependant, l'acccommodation n'était pas revenue en totalité ; si l'on rapprochait le livre à 20 centimètres, la lecture devenait difficile ; à 15 centimètres elle était impossible.

J'ai pu m'assurer, en faisant suspendre à deux reprises différentes l'emploi du collyre, qu'il y avait chaque fois un progrès marqué dans le rétablissement de l'innervation ; l'absence d'ésérine était beaucoup moins vivement ressentie la seconde fois que la première. On pouvait donc espérer une guérison prochaine, et, en effet, après huit jours de traitement, la paralysie de l'accommodation avait entièrement disparu. Vous pouvez constater que la lecture est possible aujourd'hui à 6 centimètres. Nous trouvons à l'optomètre,

comme mesure de l'accommodation, 18 dioptries. Ces résultats, comme vous le voyez, sont parfaitement concor-
dants.

La paralysie du voile du palais est restée stationnaire. J'ai
pu diriger contre elle, depuis quelques jours, le courant
continu d'une pile de Rémack à quelques éléments, et je vous
tiendrai au courant des résultats.

Pour achever l'histoire de ce malade, permettez-moi
d'attirer votre attention sur un fait singulier résultant de
l'emploi du collyre d'ésérine. L'enfant est à peu de chose
près *emmétrope*, je m'en suis assuré dès le premier jour.
Or, au début du traitement, je fus surpris de ce que l'emmétropie avait fait place à une hypermétropie de 2 dioptries.
Ce résultat était en opposition complète avec les expériences
de Donders sur l'action de la fève de Calabar, où, constamment, le resserrement de la pupille s'est accompagné d'un
véritable spasme du muscle ciliaire, produisant une myopie
transitoire.

Les conditions, il est vrai, étaient différentes. Donders
n'expérimentait pas sur des yeux frappés de paralysie diphthéritique. Dans le cas qui nous occupe, on pouvait supposer que
l'ésérine avait agi uniquement sur les fibres circulaires de
l'iris, c'est-à-dire sur un élément musculaire que la paralysie
avait épargné, ou à peu près, tandis que le muscle ciliaire,
presque complétement paralysé, était resté réfractaire à l'action du médicament. La possibilité de voir de loin et de près
(dans une certaine mesure), s'expliquait alors tout simplement
par le resserrement extrême de l'ouverture pupillaire, que
l'on trouvait être, au pupillomètre, de 1 millimètre 1/2 seulement. Par là, l'œil est transformé en une véritable chambre

noire, fermée par un écran à trou d'épingle, et donnant des images nettes à toute distance.

Cette explication est certainement exacte en ce qui concerne l'hypermétropie apparente succédant à l'emploi du collyre; mais il est bien certain aussi que le muscle ciliaire n'est pas resté insensible à l'action de l'ésérine, ce que prouve le rétablissement graduel, rapide, et maintenant complet de la fonction accommodatrice.

Vous remarquerez cependant que jamais, même au début, il n'y a eu de spasme du muscle ciliaire. L'enfant a recouvré la faculté de voir de près, sans perdre celle de voir de loin.

LEÇON CLINIQUE

SUR LES HÉMORRHAGIES DES PAUPIÈRES ET DE LA CONJONCTIVITE

MESSIEURS,

Il s'est présenté cette semaine, à la clinique, plusieurs cas d'hémorrhagie, et j'en ai profité pour attirer votre attention sur un ordre de lésions dont le diagnostic est généralement facile, mais dont la cause, et partant le traitement, ne laissent pas que d'embarrasser souvent le médecin.

Pour mieux graver dans votre mémoire les faits que vous avez eu l'occasion d'observer, et les rendre plus instructifs, j'ai pensé qu'il serait bon de résumer, dans un exposé méthodique, l'histoire des épanchements sanguins de l'œil.

Je ferai repasser sous vos yeux, à cette occasion, la plupart des malades que vous avez examinés récemment, et notre registre d'observations nous fournira un certain nombre d'autres cas intéressants qui nous permettront de rendre cette étude plus complète.

Au point de vue pathogénique, les hémorrhagies qui nous occupent peuvent être divisées en cinq grandes classes :

1° Hémorrhagies traumatiques ;

2° Hémorrhagies par excès de tension dans le système vasculaire, quelle qu'en soit la cause ;

3° Hémorrhagies par diminution de la pression intra-oculaire ;

4° Hémorrhagies suite d'un état morbide des vaisseaux de l'œil, ayant diminué leur résistance ;

5° Hémorrhagies qui sont sous la dépendance d'une altération du sang.

Je m'expliquerai à ce sujet chemin faisant.

Dans la plupart des traités d'ophthalmologie, les collections sanguines de l'œil sont appelées indifféremment hémorrhagies ou apoplexies. En réalité, ces expressions ne sont pas du tout synonymes : l'hémorrhagie est la sortie du sang hors des vaisseaux qui le renferment ; l'apoplexie est la perte *soudaine* de la fonction qui peut en être la conséquence. Ce n'est que par un abus de langage résultant de ce qu'on a confondu la cause avec l'effet, qu'on en est arrivé à appeler *apoplexie* toute affection qui présente pour caractère essentiel la formation *brusque* et *spontanée* d'un foyer sanguin dans un organe.

La question, au fond, a peu d'importance ; l'essentiel est de s'entendre.

Remarquons cependant qu'en aucun cas on ne saurait donner le nom d'apoplexie aux hémorrhagies traumatiques, puisqu'elles n'ont rien de spontané.

Les épanchements de sang qui sont du ressort de la chirurgie oculaire peuvent occuper les paupières, le tissu

sous-conjonctival, l'orbite, le nerf optique, ou enfin l'intérieur du globe. Ils supposent la rupture de vaisseaux artériels, veineux ou capillaires.

Les infiltrations sanguines des paupières et de la conjonctive feront l'objet de cette première leçon. Nous aborderons
ensuite l'étude plus spéciale des hémorrhagies de l'orbite et
intra-oculaires.

ECCHYMOSES DES PAUPIÈRES

Les extravasations de sang dans le tissu des paupières sont
très-rarement spontanées.

Parfois elles succèdent à une fracture de l'orbite ou de la
base du crâne; le plus souvent elles sont la conséquence
d'une contusion des parties molles. Si la contusion a été
légère, il se produit une simple ecchymose qui ne mérite
aucun traitement, mais qui, habituellement, s'étend à toute la
paupière et persiste pendant un temps assez long.

Il faut bien avouer que, de l'innombrable quantité de
moyens conseillés pour accélérer la résorption du sang, il
n'en est aucun qui mérite la moindre confiance.

Cela est fâcheux, car, pour certaines personnes, cet accident, au fond sans gravité, ne laisse pas que d'être fort désa-
gréable : peu de gens du monde ont le courage de se montrer
en public avec un œil « poché ».

A propos de ces ecchymoses, permettez-moi de vous rappeler un petit fait intéressant au point de vue médico-légal.

Il est venu à la clinique, il y a quelques jours, un jeune
homme qui présentait, de chaque côté, une ecchymose limitée
à la paupière inférieure. Cette double lésion était le résultat

d'un coup porté avec une clef. Tout d'abord il semble difficile qu'un même corps contondant puisse porter à la fois son action sur les deux yeux, en épargnant le nez; pourtant, en y réfléchissant, on comprend que la chose soit possible.

L'agresseur devait tenir la clef par son milieu, à pleine main; le coup a été porté en travers, et les extrémités de la clef, formant saillie de chaque côté, ont contusionné les paupières inférieures. Le choc a dû être peu violent, comme l'indiquait l'absence de tout gonflement, et on conçoit que le nez, frappé seulement par le dos de la main, n'ait présenté aucune trace de contusion. Néanmoins, un médecin expert qui, en pareil cas, serait appelé à résoudre la question de savoir s'il a été porté deux coups, ou bien seulement un seul, ne manquerait pas que d'être fort embarrassé de répondre. Lorsque la contusion des paupières a été violente, la laxité du tissu cellulaire permet à la collection sanguine de prendre un développement plus effrayant que grave, mais souvent assez considérable pour rendre impossible l'examen du globe.

Il peut en résulter que des épanchements intra-oculaires et des déchirures des membranes internes passent inaperçus pendant un certain temps.

Lawrence, dans son *Traité des maladies des yeux*, raconte que les boxeurs anglais ne se laissent pas arrêter par un accident de ce genre. Il est d'usage que la lutte reprenne après que le second du combattant a fait dégorger la paupière au moyen d'une incision pratiquée avec une lancette. En France, où l'art de la boxe est entouré de moins de sollicitude, on attend patiemment que le sang se résorbe, et le blessé n'en guérit pas moins vite. Quelques semaines suffisent, en général, pour que l'extravasation parcoure toutes ses phases.

Le développement de ces tumeurs sanguines se fait avec une rapidité incroyable. Le hasard me rendit un jour témoin d'une rixe entre deux cochers : l'un d'eux reçut sur l'œil un formidable coup de poing qui mit fin au combat; il survint instantanément une tuméfaction énorme des paupières qui me permit à peine de m'assurer que le globe était intact; quelques instants plus tard, cet examen eût été impossible.

— Il est fort rare de voir ces infiltrations devenir l'origine d'un phlegmon diffus, à moins d'applications irritantes, ou de l'absence de toutes précautions hygiéniques. Cette complication, d'autant plus grave qu'un ectropion en est presque toujours la conséquence, a été observée à la suite d'application de sangsues. C'est pourquoi on ne saurait trop recommander aux jeunes médecins, toujours portés à intervenir, de s'abstenir, en pareil cas, de toute médication active.

Quelques compresses d'eau froide le premier jour, un bandeau modérément compressif pendant la nuit, constituent le meilleur traitement, par cela seul qu'il est inoffensif. Les évacuations sanguines sont inutiles, alors même que le sang serait épanché depuis peu et en grande abondance.

Si l'on se croit tenu à une formule magistrale, on pourra prescrire l'application de compresses imbibées de l'un des mélanges suivants :

> Eau... 200 grammes.
> Sous-acétate de plomb liquide............ 20 gouttes.

Ou bien :

> Eau... 200 grammes.
> Teinture d'arnica........................... 10　—

La transformation des épanchements sanguins des paupières en kystes à paroi mince, remplis de sérosité sanguinolente, a été signalée dans un petit nombre de cas. Une simple ponction suffit en général pour en débarrasser le malade; parfois même ces kystes disparaissent spontanément, après une durée plus ou moins longue.

Les hémorrhagies externes, à la suite de déchirures des paupières, de plaies contuses, ou par instruments tranchants, ne sauraient être bien abondantes; les artères palpébrales supérieure et inférieure, branches de l'ophthalmique, sont d'un trop petit volume pour nécessiter une ligature, ni même l'emploi d'un liquide hémostatique.

L'infiltration sanguine peut être le résultat d'une fracture *indirecte* ou par *contre-coup* des parois de l'orbite, et l'on sait qu'elles constituent un des éléments importants du diagnostic des fractures crâniennes. Ces ecchymoses présentent ceci de caractéristique qu'elles n'apparaissent ordinairement que vingt-quatre ou trente-six heures après l'accident, souvent même plus tard; elles augmentent peu à peu d'étendue sans amener un gonflement prononcé, et débutent presque toujours par la conjonctive bulbaire. Cela tient à ce que les infiltrations orbitaires ne peuvent se frayer que lentement un passage jusque dans les couches palpébrales antérieures, à moins de rupture du ligament suspenseur qui forme une barrière assez résistante entre les couches superficielles et les parties profondément situées, telles que le tissu cellulaire sous-conjonctival et celui de l'orbite.

D'après Chavannes et Desmarres père, certaines apoplexies cérébrales auraient été précédées d'ecchymoses *spontanées* des paupières. Ces cas sont certainement fort rares.

Ces ecchymoses siégent dans le tissu cellulaire lâche sous-jacent à la conjonctive et occupent le plus souvent un seul œil.

Elles peuvent être limitées à une partie du bulbe, et apparaissent alors sous l'aspect d'une tache d'un rouge uniforme, généralement située à la partie inférieure et externe du globe, lieu habituel des contusions. Parfois l'épanchement occupe toute la conjonctive et peut être assez abondant pour former, autour de la cornée, un véritable bourrelet gênant les mouvements des paupières; la teinte rouge foncé et presque noire de l'infiltration donne alors à l'œil un aspect effrayant bien fait pour frapper l'imagination des malades.

Les hémorrhagies sous-conjonctivales sont le plus souvent la conséquence d'un coup porté sur l'œil.

Dans d'autres cas, elles sont consécutives aux opérations pratiquées sur la conjonctive (*la strabotomie* en particulier), aux blessures de l'orbite, ou aux fractures par contre-coup de la base du crâne.

Les ecchymoses spontanées apparaissent presque toujours après un effort qui s'est accompagné de congestion vers la tête. Cet accident n'est pas très-rare à la suite de quintes de toux violentes, en particulier chez les enfants atteints de coqueluche, et chez les adultes emphysémateux; on peut l'observer alors sur les deux yeux simultanément. Le même fait peut se présenter à la suite des efforts de vomissement et de ceux faits pour soulever un fardeau considérable.

Certaines ophthalmies ont leur apparition marquée par

une fluxion tellement intense vers la conjonctive qu'il n'est pas rare de voir s'y produire des taches ecchymotiques.

Les congestions des membranes profondes de l'œil, par la gêne qu'elles apportent dans la circulation de cet organe, peuvent aussi devenir la cause d'épanchements sanguins de la conjonctive.

Certains états morbides, comme le scorbut et la maladie de Werlhoff, doivent être joints aux causes précédentes.

Enfin, on voit quelquefois survenir spontanément, chez les vieillards et chez les adultes, soit après des veilles, soit à la suite de fatigues, ou même sans cause connue, de véritables apoplexies de la conjonctive. Nous avons observé ici un cas de ce genre, il y a quelques mois.

Le malade était un marchand de vin, âgé de 45 ans, vigoureux, bien constitué, manifestement alcoolique, mais n'offrant aucun trouble de la circulation générale. Une infiltration sanguine noirâtre très-abondante occupait toute la conjonctive de l'œil gauche, et formait un bourrelet prononcé autour de la cornée. Cet homme, bien portant la veille, s'était réveillé dans cet état sans pouvoir s'expliquer la cause de sa maladie ; du reste, il n'en souffrait pas le moins du monde ; la vue était aussi bonne que par le passé, et l'ophthalmoscope ne montrait aucune lésion du fond de l'œil. Je pratiquai quelques mouchetures, prescrivis des compresses d'eau de Goulard, un purgatif, et recommandai la sobriété, conseil qui ne fut guère suivi. Par deux fois, dans le cours du traitement, il se fit dans le même œil de nouvelles hémorrhagies, et la guérison demanda près de six semaines.

Les ecchymoses sous-conjonctivales ne présentent aucune gravité par elles-mêmes, et ne méritent une attention sérieuse que parce qu'elles peuvent être l'indice d'une lésion intra-oculaire ou orbitaire. Le médecin, consulté pour un cas de ce genre, devra donc porter son attention sur l'état fonctionnel de l'organe, et pour peu que cet examen lui laisse des doutes sur l'intégrité de l'œil, il devra procéder à l'examen ophthalmoscopique.

L'infiltration sanguine de la conjonctive qui tarde plus de vingt-quatre heures à apparaître, après une chute sur la tête, est pathognomonique d'une fracture de la base du crâne. D'après Legouest, il existerait alors, conjointement avec l'ecchymose, une projection de l'œil en avant. L'ecchymose palpébrale, qui peut se manifester aussi en pareil cas, apparaît toujours plus tardivement que celle de la conjonctive. J'en ai donné la raison précédemment.

Les épanchements de sang sous la conjonctive, quelle qu'en soit la cause, ne déterminent aucune souffrance. Les malades accusent tout au plus un sentiment de tension ou de gêne.

Le sang se résorbe spontanément, mais lentement, et l'ecchymose perd sa couleur primitive pour prendre une teinte rouge orangé, puis jaunâtre, qui peut demander, dans certains cas, jusqu'à cinq ou six semaines pour disparaître entièrement.

Si, comme cela a été observé, des épanchements réitérés se produisent sous l'influence de la toux, ou quand le malade se mouche, on comprend que la guérison puisse se faire attendre longtemps.

L'infiltration sanguine de la conjonctive n'exige le plus souvent aucun traitement. Ce n'est que dans le cas où un épanchement abondant soulève fortement la muqueuse et empêche l'occlusion de l'œil, qu'il peut y avoir avantage à pratiquer quelques mouchetures pour faire évacuer le sang par des pressions exercées sur les paupières ; encore cette pratique n'est-elle vraiment utile que dans les premières heures, alors que le sang n'est pas encore coagulé.

Le traitement moral — certains malades ne seraient pas rassurés sans cela ! — consiste dans l'application, sur les paupières closes, de compresses d'eau froide additionnée de quelques gouttes d'alcool ou de teinture d'arnica. Un bandeau compressif, appliqué pendant la nuit, aidera à la résorption du sang.

Dans quelques cas, on a constaté, à la suite de ces ecchymoses, la formation d'un kyste *sous-conjonctival.* Arlt, qui a observé un fait de ce genre, ne dit pas si le contenu du kyste était sanguinolent.

Le boursouflement ecchymotique de la conjonctive ne peut guère être confondu qu'avec l'épanchement séreux connu sous le nom de *chémosis.* Ce dernier s'accompagne presque toujours de phénomènes phlegmasiques qui font absolument défaut dans le premier cas. Disons cependant qu'au début des conjonctivites catarrhales intenses, il n'est pas rare de voir succéder aux petites taches ecchymotiques, fréquentes en pareil cas, une véritable infiltration sanguinolente, formant bourrelet autour de la cornée, et tenant à la fois du chémosis et de l'ecchymose.

DÉCOLLEMENT HÉMORRHAGIQUE DU CORPS VITRÉ PAR RUPTURE D'UNE VEINE RÉTINIENNE

Communication à la Société de biologie. — Séance du 24 février 1877.

Les décollements hémorrhagiques du corps vitré, sans rupture de la membrane hyaloïde, ne sont pas chose très-commune. Le cas suivant, dans lequel le processus patholo-gique a pu être observé dans ses moindres détails, m'a paru devoir être relaté.

Madame T..., giletière, âgée de 67 ans, se présente à la clinique le 17 janvier, 5 jours après le début de l'affection oculaire pour laquelle elle vient réclamer nos soins.

La malade raconte que, pendant un violent effort de défé-cation, elle a eu la sensation d'une clarté éblouissante com-parable à un jet de lumière électrique. Elle veut se re-mettre à son travail, et s'aperçoit que la vue est brouillée. Elle constate alors, en fermant alternativement l'œil gauche et l'œil droit, que, devant ce dernier, s'étend une tache ovale, d'un rouge foncé, qui accompagne le regard dans toutes les directions et masque la moitié inférieure des objets.

Madame T..., qui est intelligente, a fait les remarques suivantes :

La tache est d'autant plus grande que l'objet fixé est plus éloigné ; elle est d'autant plus apparente que le regard se porte vers une surface plus claire : des rideaux blancs, par exemple. Dans ce dernier cas, si la malade ferme l'œil après quelques instants de fixation, la tache rouge est remplacée par une tache violette. Les dimensions du scotome ont peu varié depuis le premier jour, mais sa teinte est devenue plus claire.

A ces caractères, il est facile de reconnaître une hémorrhagie intra-oculaire. On peut même, *à priori*, affirmer :

1° Que l'hémorrhagie s'est faite, au moins en partie, en avant de la couche sensible de la rétine, sans quoi la couleur du sang ne pourrait être perçue ;

2° Que l'épanchement est limité par la membrane hyaloïde ou la limitante interne de la rétine, puisque sa forme régulière et nettement circonscrite n'a pas varié depuis le premier jour ;

3° Que le vaisseau rompu doit être d'un certain calibre, pour que l'hémorrhagie assez considérable qu'indique la grandeur du scotome, ait pu s'effectuer presque subitement.

On est donc certainement en présence d'un décollement hémorrhagique du corps vitré, dû à la rupture d'un vaisseau rétinien, rupture qui a été la conséquence de l'exagération de la tension vasculaire pendant un effort violent.

Il se peut qu'il y ait encore autre chose ; l'examen de la malade va nous l'apprendre.

Madame T... a toujours eu une santé excellente. Rien à noter du côté des reins ni du cœur ; les artères qu'il est possible d'explorer ne sont pas athéromateuses. Extérieurement, les yeux ne présentent rien de particulier ; pupilles normales, un peu étroites, comme chez les vieillards. La tension de l'œil malade est sensiblement accrue (T + 1).

A l'optomètre, on constate : à gauche, hyperm. = 3 dioptries, avec acuité = 2/3. La vision centrale étant abolie à droite, la mesure subjective de la réfraction ne peut être faite. On s'assure ultérieurement, avec l'ophthalmoscope, qu'il existe également de ce côté une hypermétropie de 3. La malade porte, du reste, des lunettes du n° + 6 qui corrigent à la fois son hypermétropie et sa presbytie.

L'examen périmétrique montre le champ visuel, normal du côté sain. Du côté opposé, il existe un scotome central dont les limites sont difficiles à préciser, par suite de l'absence de fixation, mais dont la configuration se rapproche beaucoup du tracé que fait la malade, sur le tableau, de la tache qu'elle a devant les yeux.

Du reste, il n'y a presque nulle part perte absolue de la vision; l'objet d'épreuve continue à être vu bien en deçà des limites de l'épanchement, mais alors il entre dans la partie du champ visuel coloré en rouge.

L'examen spéculaire révèle des particularités intéressantes; le corps vitré est parfaitement transparent, rien n'a fusé dans son intérieur. L'épanchement principal, sous la forme d'un ovale régulier, à grand axe vertical, de la grandeur d'un œuf de pigeon (avec un grossissement = 10), est situé à la partie externe de la papille. Son bord supérieur couvre la tache jaune; l'extrémité opposée est limitée par la veine principale inférieure.

Sous l'action de la pesanteur, le sang s'est accumulé dans la partie déclive de la poche, de sorte que la partie correspondant à la macula est maintenant à peu près dégagée. Un peu de sang a été retenu dans un repli de la membrane limitante, repli situé transversalement à l'union du tiers moyen et du tiers inférieur de l'ovale. Il semble, du reste, que, dans ce tiers inférieur, il n'y a pas eu décollement complet, mais plutôt un tiraillement de la membrane, ce qu'indiquent à la fois l'absence de toute trace d'épanchement et l'existence d'ondulations concentriques qui vont en s'affaiblissant. Partout ailleurs, l'ovale est très-nettement limité.

Arrivés sur les bords de la poche hémorrhagique, les vaisseaux rétiniens disparaissent brusquement : aucun d'eux n'est visible à la surface de cette partie du décollement. La nappe sanguine se trouve en avant.

A la partie externe et supérieure de cette première poche s'en trouve une seconde en forme de croissant qui lui est accolée. Celle-ci présente tous les caractères du décollement rétinien ordinaire ; des vaisseaux sillonnent sa surface, en s'infléchissant au niveau de légères ondulations à teinte azurée. A son centre est une déchirure transversale de 15 millimètres environ (grossissement = 10) provoquée, selon toute apparence, par la rupture complète et très-visible de la veine de troisième ordre qui la coupe à angle droit. Les bords de la déchirure, finement dentelées, sont séparés par un intervalle d'un millimètre environ, au fond duquel se voit la sclérotique, d'un blanc nacré. Il y a donc eu, à la fois, déchirure de la rétine et de la choroïde ; mais ici la membrane limitante interne de la rétine, ou tout au moins l'hyaloïde, a résisté. Une petite quantité de sang, épanchée en arrière de ces membranes, s'est condensée çà et là en taches irrégulières.

L'aspect de cette partie du décollement s'est beaucoup modifié depuis ma première observation. Les caractères de l'atrophie choroïdienne vont en s'accentuant.

L'extrémité interne de la déchirure dont je viens de parler, aboutit à la poche principale et se prolonge très-probablement au-dessous, cachée alors à notre observation. On aurait de la peine à s'expliquer, sans cela, la marche suivie par le sang, pour arriver à provoquer le décollement du corps vitré.

J'ai cherché à mesurer avec l'ophthalmoscope à réfraction la saillie de différents points du fond de l'œil. J'ai été surpris de constater que la différence de niveau entre la partie intacte des membranes profondes et les parties décollées était peu sensible. Le mot *poche*, dont je me suis servi à diverses reprises, est donc impropre ; celui d'*infiltration* conviendrait mieux.

Du reste, l'examen à l'image droite n'a pu être fait que très-difficilement, par suite de l'étroitesse de la pupille, et du refus de la malade de se soumettre à l'action de l'atropine.

J'ai porté un diagnostic favorable, basé sur l'intégrité relative de la membrane nerveuse, la non-pénétration de l'épanchement dans le corps vitré, la probabilité d'une résorption assez rapide, et le bon état de la santé générale. Le traitement a consisté en une application de sangsues à la tempe, le premier jour, avec repos absolu au lit, dans une chambre noire, pendant vingt-quatre heures. Les jours suivants : compresses résolutives, dérivatifs sur l'intestin, etc.

Depuis un mois, les limites du décollement n'ont pas varié, mais une bonne partie de l'épanchement est déjà résorbée. Le nuage qui voile les objets est moins épais. Néanmoins, par suite du trouble de la vision binoculaire, madame T..., qui n'a pu s'habituer encore à l'idée de placer un verre dépoli au-devant de l'œil malade, ne peut que difficilement se livrer à des travaux de couture.

OBSERVATION DE RÉTINITE PIGMENTAIRE

La malade, âgée de quarante et un ans, est intelligente, bien constituée et ne présente aucun des ces arrêts de développement dont plusieurs auteurs ont signalé la coexistence avec la rétinite pigmentaire. Son père et sa mère n'étaient parents à aucun degré, ses frères et ses enfants ont la vue bonne.

Madame B... raconte que, dès son bas âge, elle ne pouvait distinguer nettement les objets qu'en les plaçant très-près de ses yeux. Cette particularité ne peut être attribuée qu'à une faiblesse congénitale de l'acuité visuelle , puisqu'il n'existe pas le plus léger degré de myopie. Malgré l'état de sa vue, la malade a pu être envoyée à l'école et recevoir une instruction suffisante pour occuper un emploi de caissière dans un restaurant.

Jusqu'à l'âge de vingt-six ans, il ne paraît avoir existé ni héméralopie, ni rétrécissement marqué du champ visuel. A cette époque, madame B... est accouchée, au septième mois, d'un enfant qui n'a vécu que cinq jours. La malade se rappelle qu'il lui a été prescrit de l'iodure de potassium pendant sa grossesse, pour une maladie qu'elle nomme une gastrite, et nie avoir jamais eu aucun affection vénérienne. Il n'en reste en tous cas aucune trace, et elle a eu depuis lors deux enfants encore vivants et bien portants. Quoi qu'il en soit, à partir de la première grossesse, l'acuité visuelle a baissé à tel point que la malade a dû bientôt abandonner son emploi de caissière ; de chute en chute elle est devenue marchande des quatre saisons. En même temps que l'amblyopie s'accentuait, l'héméralopie faisait brusquement son apparition. Le rétrécissement concentrique du champ visuel paraît avoir progressé lentement, mais constamment, à en juger par la difficulté croissante avec laquelle la malade s'orientait en plein jour. Maintenant elle ne voit plus que droit devant elle et doit se faire conduire, dans la crainte d'être écrasée par les voitures qui arrivent de côté.

L'examen de madame B... à son entrée à la clinique, le 20 novembre, donne les résultats suivants:

Extérieurement, les yeux ne présentent rien de particulier. La chambre antérieure a ses dimension habituelles; la pupille n'est pas rétrécie; la tension du globe est normale.

Réfraction. L'acuité visuelle est si mauvaise que la mesure subjective de la réfraction, à l'aide des verres d'essai ou de mon optomètre, est absolument impossible; mais à l'aide de l'ophthalmoscope à réfraction il est facile de constater que les yeux sont parfaitement emmétropes.

Acuité. L'acuité est réduite à 1/20 sur l'œil gauche, 1/40 sur l'œil droit; ce qui permet à la malade de lire encore de très-gros caractères d'imprimerie. Il est vrai qu'elle est obligée pour cela de placer le livre à 10 ou 12 centimètres de ses yeux au lieu de 30 ou 35, distance de la vision habituelle, de façon à tripler la grandeur des images rétiniennes. Ces images sont nécessairement très-diffuses, puisque le *punctum proximum* d'un œil emmétrope de quarante et un ans est à 30 centimètres environ; mais il est d'observation que les sujets dont l'acuité est très-mauvaise sacrifient en général la netteté à la grandeur des images.

Champ visuel. On constate, à l'aide de mon périmètre, que le champ visuel n'existe plus en dedans et en bas, et se

trouve réduit, sur chaque œil, à une étroite zone mesurant
10° en dehors, 5° seulement en dehors et en haut et en dehors et en bas. Il en résulte qu'à la distance de 1 mètre, la
malade ne pourrait voir *à la fois* les deux yeux d'une personne, et qu'à la distance de 10 centimètres, où elle tient son
livre, elle ne peut embrasser, d'un seul coup d'œil, qu'une
étendue de 2 centimètres environ, en largeur. Pourtant le
regard n'est pas mobile, vacillant ou inquiet, comme dans
la plupart des cas de ce genre.

Vision des couleurs. Les couleurs *vert foncé* et *orange*
sont seules reconnues sans hésitation, toujours à la distance
de 10 centimètres ; toutes les autres sont prises pour du bleu,
du blanc ou du rose.

Héméralopie. L'héméralopie, conséquence de la torpeur
de la rétine, apparaît entre quatre et cinq heures en hiver,
entre sept et huit heures en été, et, en moins d'un quart
d'heure, la vision est presque complétement abolie, pour ne
reparaître que lendemain matin, vers six heures. Non-seulement l'éclairage artificiel ne peut en aucune façon rempla-
cer la lumière solaire, mais elle éblouit la malade et rend
sa démarche plus incertaine encore. Pendant la nuit, elle se
guide beaucoup moins mal dans sa chambre, à la clarté de la
lune, qu'avec le secours d'une lampe. Du reste, bien qu'il
n'existe pas de photophobie proprement dite, les yeux sup-
portent assez mal l'éclat du soleil et des lumières. Celles-ci
apparaissent sous l'aspect de masses confuses, rougeâtres,
mais non irisées, comme cela a lieu dans le glaucome. Pas
de sensations lumineuses subjectives ; ni pesanteur, ni douleur intra-oculaire.

Examen ophthalmoscopique. Les milieux de l'œil sont

parfaitement transparents : pas la moindre opacité du cristallin ni du corp vitré. La *papille*, large, blanche, à contours mal limités et irréguliers, surtout à gauche, est le siége d'une atrophie presque complète, et montre à sa périphérie quelques taches de pigment sans caractères particuliers. Les vaisseaux rétiniens sont rares et grêles, les artères surtout. On a peine à les suivre jusque vers l'équateur où ils se perdent. La région de la *macula* paraît absolument normale. Les taches pigmentaires commencent à se montrer à une distance du pôle postérieur égale à quatre fois le diamètre de la papille, et de là s'étendent jusqu'à l'équateur. Ces taches sont relativement peu nombreuses, il en existe à peine une cinquantaine sur chaque œil ; la moitié au moins est groupée à la partie interne de la rétine ; il en existe au contraire fort peu en dehors, dans la moitié correspondant à la *macula*.

La configuration des taches rappelle assez exactement celle des corpuscules osseux. Quelques-unes cependant ont la forme d'une bande longue et étroite accompagnant un vaisseaux rétinien. Du reste, tout le pigment est manifestement disposé suivant le trajet de vaisseaux encore perméables ou oblitérés.

Nulle part on ne constate la moindre altération de la choroïde.

État général. Aussitôt après le premier accouchement sont apparus des troubles variés, de nature hystérique, qui n'ont fait que s'aggraver avec le temps. Dans l'intervalle des crises proprement dites, la malade est tourmentée par une céphalée opiniâtre, des vertiges continuels, une insomnie habituelle souvent accompagnée de délire, etc. Menstruation régulière, très-abondante. Il y a deux ans, à la suite d'une perte de connaissance de quelques heures de durée, est survenue une hémiplégie qui, après avoir persisté trois semaines, a cédé à un traitement hydrothérapique.

Quelle est l'origine de cette singulière maladie? doit-elle être rapportée à un état morbide du système nerveux central auquel se rattacheraient les troubles divers que nous venons de signaler? Je serais porté à le croire.

L'existence d'une syphilis ancienne me paraît contestable; il est probable que l'aggravation subite de tous les symptômes, à l'âge de vingt-six ans, n'a été que la conséquence du trouble profond apporté dans l'organisme par une grossesse pénible se terminant par un accouchement avant terme. En tout cas, l'hérédité ne paraît jouer ici aucun rôle.

Ce que je pourrais dire du traitement et du pronostic ne serait que la répétition de ce que l'on trouve dans les traités d'ophthalmologie. La malade, traitée depuis plus de dix ans dans diverses cliniques, est vouée à une cécité complète. Aucun traitement n'a pu jusqu'ici enrayer la marche du mal.

Des verres fortement convexes améliorent un peu la vision en grossissant les objets; la malade préfère encore des lunettes bleues à coquille, qui lui amortissent l'éclat de la lumière. Cette particularité est d'autant plus singulière qu'il semblerait *à priori* qu'une clarté vive dût impressionner plus favorablement une rétine dans laquelle les éléments nerveux sensitifs ont presque entièrement disparu.

OPHTHALMIES SYMPATHIQUES LIÉES A LA PRÉSENCE DE CORPS ÉTRANGERS
DANS LE VOISINAGE DU GLOBE OCULAIRE

Communications à la Société de biologie, séance du 6 janvier 1877, et à la Société
de médecine pratique, séance du 5 avril 1877.

L'amaurose sympathique succédant à une blessure du nerf
sus-orbitaire n'est contestée aujourd'hui par personne. La
plupart des observations de ce genre ont été publiées, il est
vrai, avant l'invention de l'ophthalmoscope, à une époque
où il était impossible de préciser la nature des lésions du
fond de l'œil; mais d'autres ont été faites depuis lors, dont la
valeur est indiscutable.

J'ai eu l'occasion, il y a quelques mois, d'observer un cas
de ce genre fort intéressant.

I. — *Névro-rétinite, suite de compression du nerf sus-orbitaire.* — Un ouvrier, en fendant du bois, avait été frappé par
un petit éclat qui s'était logé complétement sous la peau du sour-
cil, n'avait pu être retiré et s'était en quelque sorte enkysté. Cet
homme, ne souffrant pas, n'avait consulté aucun médecin jusqu'au jour où il s'était aperçu que la vue baissait rapidement du
côté malade; alors il s'était décidé à se présenter à ma clinique,
trois semaines après l'accident.

Je constatai la présence, immédiatement au-dessus du sour-
cil, d'un corps étranger dur, aplati, placé à cheval sur le trajet
du nerf sus-orbitaire, et mobile avec la peau qui le recouvrait.
Une incision tranversale permit d'extraire, avec une pince, un
éclat de bois, acéré à l'une de ses extrémités, de 7 millimètres environ de largeur sur 3 millimètres de hauteur et 1 ou 2 millimètres d'épaisseur. L'acuité visuelle, excellente du côté sain, était
réduite, du côté malade, à 1/5.

Je trouvai à l'ophthalmoscope une névro-rétinite des mieux caractérisées; le malade, du reste, ne souffrait pas et se plaignait
seulement d'un brouillard qui obscurcissait sa vue. Après trois

semaines de traitement, l'acuité était remontée à 2/3, et l'état du fond de l'œil s'améliorait rapidement lorsque le sujet de l'observation, se considérant comme guéri, cessa de venir à la clinique.

D'autres branches de la cinquième paire, exposées à des causes fréquentes d'irritation, les nerfs dentaires surtout, ont été accusées également de pouvoir transmettre cette irritation jusqu'à l'œil, par l'intermédiaire du ganglion ophthalmique.

— L'ophthalmie sympathique due à la présence de corps étrangers sur la conjonctive palpébrale ou la muqueuse de Schneider, a été signalée plus rarement.

J'ai observé tout récemment deux cas de ce genre.

II. — *Rétino-choroïdite causée par un corps étranger fixé depuis quatre mois sur la conjonctive palpébrale supérieure.* — M. C..., charpentier à Clichy, raconte qu'il y a environ quatre mois, marchant contre le vent, il lui est entré dans l'œil droit *quelque chose* qui, depuis lors, y est resté, sans qu'il fût possible de l'extraire. Malgré la gêne et l'irritation qu'entretenait la présence de ce corps étranger, le malade a pu continuer son travail. Ce qui l'amène, c'est moins la souffrance qu'il éprouve, qu'un affaiblissement de la vue de ce côté, très-prononcé depuis quelques jours.

Je constate une injection modérée de la conjonctive et, à la partie supérieure de la cornée, un *pannus tenuis* indiquant la présence d'une cause permanente d'irritation dans la partie correspondante de la conjonctive. Pourtant l'existence d'un corps étranger, logé là depuis quatre mois, me paraissait invraisemblable, et je m'attendais à trouver toute autre chose, peut-être des granulations, ou des concrétions calcaires des glandes de Meibomius... Il fallut bien me rendre à l'évidence lorsque, retournant la paupière, j'aperçus une pellicule très-mince, noire, de 1 millimètre environ de diamètre en tous sens, étalée sur la conjonctive, au niveau du bord supérieur du cartilage tarse. Je l'enlevai sans difficulté avec une curette, et la plaçai sur la main du malade pour lui bien montrer qu'il était délivré. Je n'ai pu retrouver ce corps étranger et j'ignore sa nature. Aussitôt le malade s'est déclaré soulagé.

L'examen optométrique montre l'acuité visuelle : normale dans l'œil gauche, réduite à 1/4 dans l'œil droit. Pourtant, le patient affirme avoir joui toujours d'une bonne vue des deux côtés ; il lui semble bien qu'il se servait de préférence de l'œil gauche pour certaines évaluations, mais le fait d'un affaiblissement récent et prononcé de la vision du côté droit n'est pas douteux pour lui. Il ne peut l'attribuer qu'à ce qu'il éprouve depuis quatre mois. Il n'a jamais eu ni syphilis, ni rhumatisme ; c'est un honnête ouvrier, père de famille, s'exprimant clairement et sans réticences.

L'œil n'est pas dur ; la chambre antérieure, l'iris et le cristallin ne présentent rien de particulier. La partie supérieure de la cornée est vascularisée et dépolie, mais l'altération n'atteint pas l'ouverture pupillaire et ne peut avoir aucune influence sur l'acuité.

L'examen ophthalmoscopique, à l'image renversée, après dilatation de la pupille par l'atropine, montre l'existence de nombreux corpuscules flottant dans le corps vitré et se déplaçant lentement, à la suite de mouvements brusques imprimés à l'œil. Un assez grand nombre se présentent sous l'aspect de ces chapelets de perles, dont nous avons la perception entoptique en regardant vers un ciel clair, à travers une carte percée d'un trou d'épingle. D'autres flottent isolés, sous formes de globules translucides ou de petits points noirs absorbant complétement la lumière, et sans forme géométrique déterminée.

En remplaçant le miroir concave par un miroir plan, pour diminuer l'intensité de l'éclairage, tout un monde nouveau apparaît sous l'aspect de particules innombrables, qui pourtant ne sont pas assez fines pour voiler complétement les membranes profondes.

Au premier abord, il semble que le corps vitré tout entier soit envahi ; il est loin pourtant d'en être ainsi. Avec l'ophthalmoscope à réfraction, il est facile de constater que les corpuscules occupent une couche de 1 millimètre à peine d'épaisseur, recouvrant assez uniformément la rétine. Le calcul est facile : il existe une hypermétropie de 1 dioptrie ; or, avec une lentille + 3, les dernières particules seules sont encore vues nettement ; au delà, on ne perçoit plus que des images diffuses. La différence de niveau est donc égale, ainsi que je l'ai montré à la Société de biologie, dans une des séances précédentes, à $0^{mm},3\,(3-1)=0^{mm},6$ (6 dixièmes de millimètre).

A l'image renversée, la papille apparaît nuageuse, légèrement infiltrée, à contour diffus. La couche épithéliale de la choroïde est le siége d'une dissociation pigmentaire avancée, dans toute l'étendue de cette membrane. On est donc en présence d'une rétino-choroïdite, avec trouble des couches profondes du corps vitré.

Je m'attendais à trouver le champ visuel rétréci. Il n'en a rien été : son étendue est normale dans toutes les directions.

L'œil gauche est absolument sain.

Quelle est la nature des opacités du corps vitré? Il me paraît difficile de leur attribuer une autre origine que la migration des éléments cellulaires dissociés de la choroïde, auxquels se sont joints probablement quelques débris provenant de la rétine et de l'hyaloïde.

La date de ces opacités est récente, leur forme et leur siége l'indiquent.

Est-il possible de mettre en doute la relation de cause à effet existant entre l'affection du fond de l'œil et la présence du corps étranger de la conjonctive ? Je ne le pense pas. Une coïncidence serait bien singulière. On pourrait, il est vrai, discuter la question de savoir s'il s'agit là d'une ophthalmie sympathique proprement dite, ou d'une simple propagation de l'inflammation de la conjonctive ou de la cornée, à la choroïde et au nerf optique. Cette hypothèse n'a rien d'invraisemblable. On remarquera cependant que la lésion locale a été peu importante par elle-même, n'a déterminé qu'une bien faible réaction, et qu'il est extrêmement rare, même dans des cas autrement graves, de voir la maladie se propager à l'hémisphère postérieur.

J'ai cru devoir prescrire un traitement assez énergique : sirop de Gibert, dérivatifs, etc. Mais je suis convaincu que l'extraction du corps étranger aura, a elle seule, plus d'influence sur la guérison que tous les médicaments possibles.

III. — *Névrite optique et otorrhée déterminées par la présence d'un clou ayant séjourné trois ans dans les fosses nasales.* — Eugène W..., apprenti serrurier, âgé de 14 ans, se présente à la clinique le 23 février, pour un trouble de la vue dont l'origine est fort ancienne, et qui, après être resté longtemps stationnaire, paraît augmenter depuis un an.

La mère du malade nous donne, sur le début de l'affection, les renseignements suivants :

A l'âge de trois ans, l'enfant s'est enfoncé, en jouant, un clou dans le nez, du côté droit. Il survint aussitôt une hémorrhagie assez abondante pour nécessiter l'intervention d'un médecin. On chercha le clou : il avait disparu ; le médecin explora les fosses nasales, ne trouva rien et parut même douter de l'existence du corps étranger.

L'accident n'eut pas tout d'abord de conséquences fâcheuses ; l'enfant ne se plaignait pas et ne paraissait éprouver aucune gêne du côté du nez. Mais bientôt la narine droite et l'oreille du même côté devinrent le siége d'un écoulement muco-purulent persistant contre lequel tous les traitements échouèrent. A partir de ce moment, il y eut des épistaxis fréquentes que le moindre heurt suffisait à provoquer.

En même temps que cette situation se prolongeait, la vue et l'ouïe baissaient des deux côtés, mais surtout du côté primitivement lésé.

Cet état de choses a duré trois ans. Un jour l'enfant fait une chute sur la face, une épistaxis abondante se déclare, et le clou, déplacé par le choc, entraîné par le sang, vient se présenter à l'orifice antérieur des fosses nasales, d'où il fut facile de l'extraire.

Ce clou, que l'on conservait dans la famille, m'a été remis. C'est un clou de soulier, de 10 à 12 millim. de longueur, complétement oxydé. La tête ronde, hémisphérique et relativement volumineuse, mesure 8 millimètres de diamètre.

Très-peu de temps après l'extraction du corps étranger, les accidents sub-inflammatoires, dont l'écoulement des oreilles et du nez s'accompagnait de temps à autre, ont cessé de se manifester, et l'écoulement lui-même n'a pas tardé à diminuer, pour disparaître enfin complétement.

Pendant les sept années qui ont suivi, l'état de la vue et de l'ouïe est resté stationnaire. Le tic tac d'une montre est entendu à 40 centimètres du côté gauche, à 10 centimètres seulement du côté droit. Le conduit auditif externe ne présente rien de particulier, ni d'un côté, ni de l'autre, si ce n'est un peu d'épaississement de la muqueuse.

Mais, depuis un an, l'acuité visuelle aurait baissé, au dire du malade. Ses réponses à ce sujet ne sont pas très-concluantes, et je suis porté à croire que cette apparence d'aggravation tient simplement à ce que l'enfant a été mis en apprentissage; la difficulté qu'il éprouve à exécuter certains travaux délicats lui fait sentir, mieux que par le passé, combien sa vue est défectueuse.

Il existe des deux côtés un peu d'exophthalmie; la tension du globe est normale; rien à signaler du côté de l'hémisphère antérieur.

En faisant lire le malade, on constate que la vision binoculaire est profondément troublée, si même elle existe encore. La lecture est possible avec les deux yeux, ou de chaque œil isolément, mais d'une façon bien différente dans chaque cas.

Avec les deux yeux, des caractères ordinaires d'imprimerie peuvent être lus à la distance habituelle de la vision distincte (30 ou 35 centimètres) et même au delà; mais il est facile de s'assurer que l'œil droit ne prend alors aucune part à la vision, car si l'on couvre l'œil du côté opposé, le malade interrompt aussitôt sa lecture et ne peut la reprendre qu'après avoir placé le livre très-près de son œil droit.

L'examen des fonctions visuelles, fait à l'aide de mon optomètre, donne les résultats suivants :

$$O.\ D. - \text{Myopie} = 4\ \text{M.; Acuité} = \frac{1}{4} \cdot$$

$$O.\ G. - \text{Réfraction normale; Acuité} = \frac{2}{3} \cdot$$

Les troubles visuels assez mal définis dont se plaint le sujet, résultent donc à la fois, et de la diminution de l'acuité, et de la différence de réfraction entre les deux yeux (anisométropie).

L'examen ophthalmoscopique montre les membranes profondes plus malades qu'on n'aurait pu le supposer tout d'abord.

Œil droit. Atrophie de la papille du nerf optique, blanche et incomplète dans sa moitié inférieure (image renversée) ; complète dans sa moitié supérieure, avec disparition des fibres, à tel point qu'il ne paraît plus y avoir qu'une demi-papille ; staphylome de grandeur moyenne, en rapport avec la myopie ; dissociation complète de l'épithélium choroïdien, formant çà et là des îlots irréguliers ; traces de choroïdite ancienne au pourtour de la papille.

Œil gauche. Les lésions sont moins accusées : papille petite, irrégulière, atrophiée, surtout dans sa moitié supérieure ; choroïdite superficielle, généralisée ; pas de staphylome.

Les vaisseaux, surtout les artères, sont rares et grêles des deux côtés. Le corps vitré, parfaitement transparent, paraît n'avoir jamais souffert.

Je passe sous silence certains détails ophthalmoscopiques sans grand intérêt au point de vue clinique.

Cette observation m'a paru intéressante à divers titres.

Elle est un exemple de myopie monoculaire acquise (aucun des membres de la famille n'est myope), due simplement au ramollissement inflammatoire des membranes profondes et à l'ectasie qui en a été la conséquence, sans qu'on puisse invoquer, comme cause déterminante, les efforts exagérés de convergence, ni même un excès de tension oculaire.

En second lieu, et c'est sur ce point surtout que je désire attirer l'attention, elle montre que l'irritation prolongée des filets nerveux de la muqueuse des fosses nasales peut, de même que celle d'autres branches de la cinquième paire, être suivie d'ophthalmies sympathiques fort graves, que rien n'arrête dans leur marche, si ce n'est la suppression de la cause qui les a fait naître.

Si, dans le cas actuel, les phénomènes sympathiques se sont maninifestés sur les deux yeux, contrairement à ce qui se passe dans les blessures du nerf sus-orbitaire, il faut l'attribuer, sans nul doute, à ce que le corps étranger était logé, selon toute apparence, à la partie postérieure de l'un des cornets, au voisinage de l'orifice de la trompe d'Eustache ; de là, l'irritation n'a pas eu de peine à s'étendre, par continuité de tissu, à la muqueuse du côté opposé et aux filets nerveux (sphéno-palatins) fournis par le ganglion de Meckel qui, comme on le sait, reçoit sa racine sensitive de deux sources : du maxillaire supérieur, branche du trijumeau, et du glosso-pharyngien.

Les lésions du fond de l'œil offertes par notre malade remontent déjà à onze ans; leur aspect ophthalmoscopique indique que si elles sont de celles qui ne rétrogradent plus, elles peuvent du moins rester stationnaires. La seule chose à faire était donc de corriger la différence de réfraction des deux yeux, de façon à rendre possible l'exercice de la vision binoculaire. Un verre concave du numéro 4 métrique, mis au-devant de l'œil myope, est très-bien supporté, — ce qui n'a pas toujours lieu en pareil cas — et améliore sensiblement la vision du sujet qui se déclare très-satisfait de l'emploi de ses lunettes. Du côté opposé, on a placé pour la forme un verre neutre.

KÉRATITE INTERSTITIELLE

COMPLIQUÉE DE PERFORATION DE LA VOUTE PALATINE

Les auteurs qui se sont particulièrement occupés de cette variété de kératite se montrent fort divisés sur la nature de l'affection.

Hutchinson considère la kératite interstitielle comme une kératite *hérédo-syphilitique*, et son opinion a trouvé de nombreux partisans, surtout à l'étranger.

En France, on accorde généralement au lymphatisme et à la scrofule la plus grande part dans le développement de la maladie. Pourtant il faut reconnaître qu'on retrouve rarement dans les antécédents des malades, les lésions caractéristiques de la scrofule.

D'autre part, les idées d'Hutchinson ont bien des faits contre elles.

D'abord, il n'est pas du tout vrai que la kératite interstitielle s'accompagne toujours de cette malformation des dents qui leur a fait donner le nom de *dents de Hutchinson*.

En second lieu, cette forme de kératite ne s'observe guère qu'après l'âge de huit ou dix ans; or on sait que la syphilis héréditaire se montre dès les premières semaines de la vie extra-utérine.

Enfin, la syphilis acquise ne s'attaque jamais à la cornée. Dans l'hypothèse d'une origine syphilitique de la kératite interstitielle, comment expliquer cette différence entre les lésions de la syphilis héréditaire et celles de la syphilis acquise ?

Aussi M. Panas, dans les leçons qu'il a publiées à ce sujet, penche-t-il en faveur de la nature lymphatique de la maladie. Quoi qu'il en soit, voici l'histoire d'une malade que j'ai présentée à la Société de biologie.

La cornée droite est le siége d'une kératite interstitielle généralisée, non vasculaire et absolument indolente, dont le début remonte à trois mois, et qui maintenant paraît en voie de guérison. Il y a un mois est apparue une ulcération de la partie médiane de la voûte palatine, qui a gagné peu à peu en étendue et mesure maintenant 3 centimètres d'avant en arrière, sur 1 centimètre de largeur environ. Un stylet introduit dans la plaie permet de constater la nécrose des parties osseuses sous-jacentes. L'aspect ne diffère en rien de celui des ulcères dus à la syphilis acquise, qui siégent aux mêmes points.

Enfin, il y a quelques jours seulement, l'iris, jusque-là indemne, est devenu malade à son tour, et malgré l'emploi journalier du collyre d'atropine, il existe maintenant des synéchies postérieures.

L'enfant est anémique, d'aspect chétif; elle a quatorze ans, on lui en donnerait tout au plus dix ou douze. On ne constate cependant aucune trace de scrofule et les dents sont bien conformées.

La mère jouit d'une santé excellente et affirme n'avoir jamais eu la moindre affection vénérienne ; mais le père, recueilli dans un hospice de province, est atteint depuis sept ans d'une double amaurose survenue sans cause connue. D'ailleurs, au dire de la mère, sa santé générale était bonne, et elle ne croit pas qu'il ait été atteint de syphilis ; mais il aurait eu, à une certaine époque, une *dartre ulcérée* du coude.

De quelle nature est l'affection observée chez l'enfant ?

Le cas est embarrassant. A-t-on affaire à la scrofule, à une syphilis héréditaire, ou bien encore à une syphilis acquise ?

Le traitement institué dès le début : sirop de Gibert à l'intérieur, compresses chaudes sur l'œil et collyre d'atropine, n'a donné aucun résultat. La malade prend maintenant de l'iodure de potassium à haute dose et de l'huile de foie de morue ; l'état de la cornée s'améliore, mais l'ulcération de la voûte palatine reste stationnaire et l'iris se prend.

Cette dernière complication autorise à émettre l'hypothèse d'une syphilis acquise ; pourtant la double amaurose, bien probablement de nature spécifique, qui a frappé le père dans la force de l'âge, plaide en faveur de la syphilis héréditaire. D'un autre côté, il est tout à fait contraire à la règle de voir la syphilis héréditaire attendre quatorze ans pour amener une perforation de la voûte palatine.

NOTE SUR UN CAS DE CORNÉE CONIQUE AVEC ASTIGMATISME IRRÉGULIER

EN PARTIE CORRIGÉ PAR UN VERRE BI-CYLINDRIQUE

Communication à la Société de médecine pratique.

Le malade a été présenté à la Société de médecine pratique ; c'est un employé de commerce, âgé de 37 ans, dont l'œil droit est atteint à un haut degré de conicité de la cornée.

L'affection a débuté sans cause connue, il y a environ un an. Indépendamment du trouble de la vue, le malade se plaint d'une démangeaison continuelle des paupières qui le préoccupe au plus haut degré. Il a consulté inutilement plusieurs spécialistes.

Du côté sain, la vision est normale ; du côté malade, bien que les milieux de l'œil soient parfaitement transparents, l'acuité est inférieure à 1/10. L'examen ophthalmoscopique, à l'image droite, montre qu'il existe de ce côté un astigmatisme irrégulier des plus prononcés.

La vision binoculaire est profondément troublée, et le malade demande à être débarrassé de son affection, dût-il pour cela subir une opération.

Avant d'en venir là, j'ai voulu voir si des verres cylindriques n'amélioreraient pas l'acuité dans des proportions suffisantes pour rendre toute opération inutile. Bien m'en a pris ; une exploration patiente m'a montré en effet que l'acuité s'élevait à 1/2, avec la combinaison suivante :

$$\text{Verres cylindriques} \begin{cases} -\ 1 \text{ dioptrie} \dots\dots\dots\dots & 120° \\ +\ 6 \text{ dioptries} \dots\dots\dots\dots & 30° \end{cases}$$

C'est donc un astigmatisme *mixte,* dans lequel l'hypermétropie domine.

Au premier abord, il y a là quelque chose de paradoxal; on ne comprend pas que la conicité de la cornée ne soit pas suivie de myopie, et de myopie excessive. L'explication de cette singularité est celle-ci : le sommet du cône, par suite de son très-petit rayon de courbure, donne des images myopiques absolument diffuses dont le malade se débarrasse en en faisant abstraction, et c'est par la périphérie de la cornée qui, dans le cas actuel, se trouve au contraire aplatie, que la vision s'exerce.

NOTE SUR UN CAS D'ANISOMÉTROPIE AVEC INSUFFISANCE DES DROITS EXTERNES

L'*anisométropie*, ou différence de réfraction des deux yeux, n'est pas une anomalie extrêmement rare, même en négligeant les cas légers. De même que pour l'astigmatisme, on peut observer toutes les variétés imaginables : les deux yeux myopes ou hypermétropes à des degrés inégaux, l'un myope et l'autre hypermétrope, etc.

Le sujet du cas actuel est un garçon pâtissier, âgé de 20 ans, affecté pendant son enfance de strabisme avec diplopie intermittente. Je constate à gauche : myopie = 1 dioptrie, avec acuité réduite à 1/10; à droite : hypermétropie = 1 dioptrie, acuité presque normale.

Il existe des deux côtés une choroïdite superficielle assez prononcée, avec staphylôme à gauche. Les yeux sont habituellement injectés, le malade ne peut se livrer à aucun travail minutieux de quelque durée. Le strabisme proprement dit a disparu, mais il reste une insuffisance prononcée du droit externe gauche qui fait que ce jeune homme a constamment, depuis deux ans, des images doubles homonymes sans qu'il puisse arriver à faire abstraction de l'image déviée, malgré la diminution considérable de l'acuité de ce côté.

Des verres métriques + 1 à droite, — 1 à gauche, avec prismes de 3° de chaque côté, à base en dehors, amènent le fusionnement des images et permettent de lire sans fatigue.

LEÇON CLINIQUE

SUR UN CAS DE DACRYOCYSTITE CHRONIQUE
COMPLIQUÉE DE FISTULE CAPILLAIRE

MESSIEURS,

La jeune fille que je vous présente est atteinte, depuis six ans, d'une double affection des voies lacrymales, successivement traitée par plusieurs spécialistes, et dont je vais vous faire l'histoire.

Si vous examinez la malade bien de face, vous constaterez aisément une certaine asymétrie des traits du visage. Le côté gauche paraît plus petit que le droit, le nez se trouve déjeté à gauche et la narine droite est comme aplatie transversalement.

L'asymétrie de la face s'accompagne assez généralement d'astigmatisme. On pourrait croire, *à priori*, qu'il existe ici une anomalie de cette nature et que la maladie de l'appareil lacrymal est sous sa dépendance; j'ai cité plusieurs faits de ce genre. Dans le cas qui nous occupe, l'étiologie est tout autre, puisque la réfraction est parfaitement normale, ainsi que je m'en suis assuré.

Cette jeune fille a été atteinte, il y a six ans environ, d'une affection des fosses nasales, combattue par des cautérisations. On lui a dit qu'elle avait un polype muqueux. Ce polype a-t-il existé? Il est permis d'en douter.

J'ai bien constaté, à ma première visite, que la muqueuse de l'entrée des fosses nasales, du côté droit, était exulcérée, d'un rouge vif, et qu'il y avait de l'ozène; mais c'était tout. Peut-être se trouve-t-il plus profondément des ulcérations qui échappent à nos regards.

Quoi qu'il en soit, il est bien probable que la maladie des voies lacrymales a débuté par la partie inférieure du canal nasal et qu'elle a été la conséquence de l'état morbide de la muqueuse de Schneider. Je dis *probable*, car il n'y a pas là une certitude absolue. Comment expliquer en effet le développement simultané d'une affection semblable, du côté gauche, alors que, de ce côté, les fosses nasales ne présentent rien de particulier?

D'ailleurs les maladies des voies lacrymales consécutives aux rhinites sont beaucoup plus rares qu'on ne le croit généralement. Sur deux cents cas observés à cette clinique depuis moins de deux ans, c'est à peine si j'ai noté cinq ou six fois cette étiologie. Il ne faut pas perdre de vue, dans les observations de ce genre, que les ulcérations de la pituitaire et l'ozène qui accompagnent si fréquemment les dacryocystites chroniques, ne sont le plus souvent que la conséquence du contact du muco-pus sécrété par les voies lacrymales.

Il est moins rare de voir les inflammations du globe oculaire et de la conjonctive se propager au conduit lacrymo-nasal. Mais la cause la plus fréquente des maladies des voies lacrymales est, comme je crois l'avoir établi, la fatigue de l'accommodation qui, dans certaines conditions sociales, est la conséquence presque inévitable d'un déficit de la réfraction statique. C'est ce qui explique pourquoi les affections dont je vous parle s'observent surtout chez les hypermétropes. Ces sujets ne peuvent, comme vous le savez, voir distinctement, même au loin, qu'en mettant en jeu une certaine partie de leur puissance d'accommodation. De là une suractivité fonctionnelle imposée au muscle ciliaire, un véritable *surmenage*, qui amène une congestion permanente du globe oculaire et des parties voisines ; le boursouflement de la muqueuse lacrymo-nasale, qui est la conséquence de cet état congestif, finit à son tour par amener l'arrêt du cours des larmes.

— L'histoire de notre malade est intéressante au point de vue thérapeutique. Au début, il existait un simple larmoiement des deux côtés. Un premier oculiste consulté en février 1872 porta le diagnostic d' « engorgement du canal nasal », et eut recours à des injections poussées par le conduit lacrymal inférieur, sans incision des conduits. Du côté droit, le liquide injecté ressortait par le conduit lacrymal supérieur, jamais il n'est arrivé dans les fosses nasales.

Au cours du traitement, il survint une double ophthalmie, fort grave, paraît-il, et qui persista plusieurs semaines. Les injections furent suspendues, puis reprises et continuées pendant huit mois, au bout desquels on en était exactement au même point que le premier jour. Le médecin traitant, obéissant à je ne sais quelle idée préconçue, résolut alors d'oblitérer le sac lacrymal et s'en prit d'abord au côté droit, celui où l'injection ne traversait pas le conduit nasal.

Une large incision fut faite sur la paroi antérieure du sac et celui-ci cautérisé fortement avec de la pâte de Canquoin ; les jours suivants, pansements avec un plumasseau de charpie introduit dans le sac, etc. A partir de ce moment, l'état de la malade devint intolérable ; la cautérisation n'avait pas le moins du monde amené l'oblitération des voies lacrymales, et chaque fois qu'on croyait pouvoir laisser se fermer la plaie extérieure, il se produisait une tumeur phlegmoneuse qu'il fallait ponctionner pour éviter des accidents plus graves, et alors nouvelle cautérisation à la pâte de Canquoin, nouveaux pansements avec de la charpie, etc.

Après quatre mois de ce traitement héroïque, la malade, n'y tenant plus, fit appel aux lumières d'un autre spécialiste. Ce dernier fit l'incision des conduits lacrymaux et se borna, pour le côté gauche, celui qui avait échappé à la cautérisation, à passer une sonde de Bowmann. Quelques mois de ce traitement ont suffi pour amener la guérison ; le larmoiement a cessé et le canal reste parfaitement libre, comme vous pouvez vous en assurer. Je n'aurai donc plus à vous parler de l'œil gauche, et je reprends l'histoire de l'œil droit.

Il existait de ce côté une tumeur lacrymale volumineuse, enflammée, en pleine suppuration, et les sondes de Bowmann furent jugées insuffisantes. On fit une nouvelle incision sur le sac et, six mois durant, on plaça à demeure, dans le canal nasal, des sondes à crosse, en plomb, de grandeur successivement croissante. A ce traitement la malade ne gagna rien autre chose qu'une fistule à large ouverture, fournissant une sécrétion continuelle qui l'obligeait à avoir constamment un mouchoir sur l'œil.

Le clou de plomb fut alors remplacé par une sonde en or. Ce nouvel essai, continué trois mois, n'amena aucune amélioration ; on se rabattit sur les sondes d'argent de Bowmann, qui furent passées régulièrement *pendant trois ans*, toujours avec le même insuccès. Décidément la malade se montrait réfractaire à tous les métaux.

Le chirurgien se décida alors à frapper un grand coup. L'excision des parois du sac fut résolue et pratiquée ; la plaie fut réunie par quelques points de suture, et déjà la patiente espérait toucher enfin au terme de ses souffrances, lorsqu'une nouvelle inflammation phlegmoneuse vint désunir la plaie et nécessiter bien vite l'emploi de la médication antiphlogistique. On attendit que tout fût rentré dans l'ordre et on recommença. Le sac lacrymal persista, lui, à ne pas s'oblitérer, mais cette fois du moins l'ouverture fistuleuse se trouvait considérablement réduite,

Au fond, l'état de la malade n'était guère meilleur. Ce sac si maltraité était devenu un véritable cloaque qu'il fallait vider à chaque instant. La partie la plus épaisse des produits de sécrétion, s'échappant par les conduits lacrymaux, entretenait une conjonctivite angulaire fort gênante, tandis que la partie la plus fluide sourdait constamment par l'orifice de la fistule. Il était difficile de considérer ce résultat comme un succès brillant ; c'est alors que cette jeune fille est venue se présenter à la clinique, il y a de cela trois mois.

A son arrivée, je constatai tous les signes d'une dacryocystite chronique compliquée de fistule capillaire. La pression sur le sac, exercée de bas en haut, faisait refluer le muco-pus vers l'angle interne de l'œil ; pratiquée au contraire de haut en bas, elle forçait le liquide à s'échapper par la fistule,

sous forme d'un jet capillaire lancé à une assez grande distance, comme pourrait le faire une seringue de Pravaz.

La malade avait été traitée en dernier lieu par les sondes
de Bowmann ; cela supposait que le conduit lacrymo-nasal
était libre, et j'en fus très-surpris. Il est de règle, en effet, que
tous les accidents graves de la dacryocystite : poussées phleg-
moneuses, fistule, etc., disparaissent rapidement dès que
la perméabilité des conduits est rétablie.

J'eus la raison de cette exception apparente dès que je
cherchai à pratiquer le cathétérisme. La sonde, poussée horizontalement dans le conduit lacrymal inférieur, jusqu'à la
rencontre de l'os unguis, puis exécutant son mouvement
connu de bascule, n'arrivait même pas à la partie inférieure
du sac ; elle glissait sur une surface osseuse légèrement in-
clinée de haut en bas et de dedans en dehors, et s'engageait
ensuite de plusieurs centimètres dans une ouverture qui
évidemment n'était pas celle du canal nasal. J'ai montré à
ceux d'entre vous qui étaient présents ce jour-là, qu'une
ligne droite tracée sur la joue, dans la direction du stylet,
passait à plus d'un centimètre en dehors de l'aile du nez. En
réalité, l'instrument pénétrait dans le sinus maxillaire, et,
pendant quatre ans, le cathétérisme a dû être pratiqué de
cette façon.

Au premier abord, il paraît incroyable qu'une pareille
faute ait pu être commise ; il semble que la direction de la
partie découverte de la sonde aurait dû avertir le chirurgien de son erreur. Cependant l'obliquité n'est pas telle
qu'on puisse, à première vue, s'apercevoir d'une fausse
route ; cela tient, dans le cas actuel, à la conformation du
nez qui est étroit et se trouve déjeté d'une façon très-pro-

noncée du côté opposé. Chez toute autre personne, une sonde placée dans la même direction pourrait très-bien occuper le canal nasal.

D'ailleurs nous ignorons si cette voie artificielle n'a pas été créée avec intention. Plusieurs chirurgiens, Saint-Yves d'abord, et, à une époque plus récente, Laugier, ont proposé la perforation du sinus maxillaire, dans les cas d'oblitération infranchissable du canal nasal. Peut-être cette malade a-t-elle été choisie pour une tentative de ce genre.

Ce procédé, si procédé il y a, offre peu de chances de succès. La brèche osscuse tend constamment à s'oblitérer, ce qui rend nécessaire le séjour permanent d'une sonde ou d'une canule, et, même alors, on s'explique difficilement qu'une amélioration notable puisse être obtenue, quand on songe aux conséquences que doit entraîner l'accumulation des larmes et du muco-pus dans l'antre d'Highmore, véritable cavité close, ne communiquant que très-difficilement avec le méat moyen des fosses nasales, par le trou de l'infundibulum, orifice étroit qui siége à la partie la plus élevée du sinus maxillaire.

En présence d'une situation semblable, quelle conduite tenir ?

Des auteurs qui font autorité, Mackensie entre autres, considèrent les fistules capillaires comme une terminaison heureuse de la dacryocystite chronique, toutes les fois que l'on ne peut arriver à rétablir la perméabilité du canal nasal, et conseillent de respecter alors le trajet fistuleux. La plupart des chirurgiens ne partagent pas cette manière de voir, et je suis entièrement de leur avis.

Notre malade est d'un physique assez agréable, malgré

l'asymétrie évidente de la face ; elle a 22 ans et n'est pas mariée ; enfin elle doit vivre de son travail de couture, et l'affection dont elle était atteinte, en lui interdisant toute application soutenue, lui créait une situation difficile.

En pareille circonstance, le devoir du chirurgien me paraît tout tracé : il faut lutter jusqu'au bout, pour tenter de guérir une infirmité qui fait le désespoir des malades.

— Les diverses méthodes de traitement dirigées contre la dacryocystite chronique, compliquée d'oblitération du canal nasal, peuvent être classées en quatre groupes, suivant qu'elles ont pour objet :

1° De rétablir la perméabilité du conduit lacrymo-nasal ;

2° D'oblitérer le sac ;

3° D'ouvrir aux larmes de nouvelles voies ;

4° D'extirper la glande lacrymale.

J'ai peine à comprendre que l'extirpation de l'organe sécréteur des larmes puisse être préconisée comme mode de traitement de la tumeur et de la fistule lacrymale.

En premier lieu, il est absolument impossible, quel que soit le procédé employé, d'enlever, en même temps que la portion orbitaire de la glande, cette portion intra-palpébrale connue sous le nom de glande accessoire de Rosenmüller. Le but que l'on poursuit, celui de tarir la source des larmes, est donc manqué en partie.

En admettant même qu'une tentative de ce genre pût être couronnée de succès, rien ne prouve que la guérison de la dacryocystite s'ensuivît naturellement. En effet, la maladie est entretenue, non pas seulement par la présence des larmes, mais aussi par la stagnation du muco-pus sécrété par les parois du sac enflammé.

D'ailleurs l'extirpation de la glande lacrymale n'est pas sans danger. Elle a été suivie de phlegmon de l'orbite, et chez un opéré de Desmarres la perte de l'œil en fut la conséquence. Une complication plus fréquente est l'érysipèle de la face ; enfin, le ptosis de la paupière supérieure est toujours à craindre à la suite de l'opération.

Pour tous ces motifs, je n'étais nullement porté à une intervention aussi active. Devais-je essayer de rétablir la perméabilité du canal nasal? Mais on ne retrouvait plus l'entrée du canal, obstruée par une substance osseuse, sans doute de nouvelle formation, et tout portait à croire que, sous l'influence des cautérisations répétées, pratiquées au début, le sac avait subi de telles modifications, qu'il n'était plus permis d'espérer le retour à l'état physiologique.

On pouvait, il est vrai, à l'exemple de Monro, tenter de perforer un canal nouveau, dans la direction de l'ancien, mais, ainsi que le fait observer M. Panas, « c'est une illusion que de croire à la possibilité de reformer un canal sur le trajet de l'ancien, et la vérité est que, dans ce cas, on procède à tout hasard »; et il ajoute : « Autant vaudrait, croyons-nous, se contenter de la perforation de l'unguis, qui constitue une opération tant soit peu méthodique. »

La perforation de l'os unguis, comme moyen de traitement de la fistule lacrymale, date des temps les plus reculés. Décrite tout au long par Celse, elle s'est perpétuée jusqu'à nos jours, sans avoir jamais été en grande faveur. Quel que soit le procédé que l'on emploie, la brèche tend constamment à s'oblitérer. Aussi cette opération est-elle aujourd'hui tombée dans un discrédit complet.

Tout compte fait, chez notre malade, le plus sage était

encore de chercher à obtenir l'oblitération du sac, et bien que deux chirurgiens eussent échoué dans cette tentative, je ne désespérai pas d'arriver à mon but.

La cautérisation et l'excision avaient donné des résultats trop peu encourageants pour que je fusse tenté d'y revenir. Partant de ce point de vue que la cavité à oblitérer était assimilable, par suite de la destruction de la muqueuse, à un trajet fistuleux ordinaire, avec cette circonstance aggravante cependant qu'elle était baignée par les larmes, je résolus d'avoir recours, tout simplement, aux injections de teinture d'iode, en y joignant au besoin la compression sur le sac.

La première injection a été faite avec de la teinture d'iode coupée de moitié eau ; pour les injections suivantes, je me suis servi de teinture d'iode pure. Quelques gouttes ont été poussées chaque jour dans le sac, à l'aide d'une seringue d'Anel, et comme les conduits lacrymaux supérieurs et inférieurs se trouvent largement ouverts, j'ai eu soin de protéger l'œil, pendant cette opération, au moyen d'un petit tampon de linge entourant le pourtour de la canule, en même temps qu'il couvrait l'orifice fistuleux, de façon à empêcher tout reflux du liquide injecté.

Cette précaution n'est pas inutile ; le contact de la teinture d'iode avec les parois du sac ne cause que peu de douleur, mais il n'en est plus de même pour la conjonctive et surtout pour la cornée.

Sous l'influence de ce traitement, la sécrétion a tout d'abord perdu son caractère fétide, elle a considérablement diminué, et, dès la fin de la première semaine, l'état de la malade était devenu supportable. Les signes extérieurs de la dacryocystite se réduisaient à une cicatrice légèrement froncée, encore un peu rougeâtre, au centre de laquelle venait aboutir la fistulette. L'orifice en était imperceptible et la place n'en était indiquée que par la petite goutte de sérosité limpide qui venait sourdre en ce point, lorsqu'on pressait d'une certaine façon sur la partie supérieure du sac. Cette gouttelette essuyée, il était impossible à l'œil le plus exercé de reconnaître où se trouvait l'orifice en question.

Les choses sont restées en cet état pendant près de trois semaines, et il semblait que la teinture d'iode eût donné tout ce qu'elle pouvait donner, lorsqu'il est survenu un petit accident dont l'influence a été décisive sur l'issue de la maladie.

Lassé du *statu quo*, je résolus un jour, au lieu de me borner à introduire quelques gouttes de teinture d'iode dans le sac, d'y pousser une véritable injection, et avec assez de force pour que le liquide fût mis en contact avec toutes les anfractuosités de la cavité ; je ne m'arrêtai que lorsque je sentis le sac fortement distendu. A ce moment, la malade s'écria que l'injection passait dans le nez ; et en effet, je pus constater, en la faisant se moucher, que le mouchoir se couvrait de larges taches bleues dues à la réaction de la teinture d'iode sur l'amidon. Par malheur, ce mouvement brusque avait déplacé le tampon de linge qui protégeait l'œil, et un peu de teinture d'iode vint baigner la conjonctive et la cornée.

La douleur fut très-vive ; il survint une kérato-conjonctivite qui, pendant trois jours, ne laissa pas que de m'inspirer quelques inquiétudes ; je dus recourir à l'atropine, aux émollients, etc. Cet accident n'a pas eu de suites fâcheuses, comme vous le voyez, mais il m'obligea à suspendre les injections ; huit jours après, lorsque je voulus recommencer,

cela était devenu inutile ; la malade était guérie, complète-
ment guérie ; la dernière injection avait déterminé une inflammation adhésive des parois du sac, à laquelle avait
succédé une oblitération complète.

Il y a de cela deux mois, et ce succès peut être considéré
maintenant comme définitif; la fistule n'existe plus, il n'y a
plus la moindre sécrétion et, chose qui paraît toujours ex-
traordinaire en pareil cas, *il n'existe même plus de larmoiement*. Du côté des fosses nasales, nous avons obtenu sinon
une guérison complète, du moins une très-grande amélioration; il a suffi d'injections pratiquées matin et soir avec
une solution de sulfate de zinc au deux-centième, pour
rendre à la muqueuse une coloration presque normale, et
faire disparaître l'ozène.

Et maintenant, si vous me demandiez quelle voie a suivi
la teinture d'iode pour passer du sac dans les fosses nasales,
alors que jamais rien de semblable n'est arrivé pour aucune
autre injection, je serais obligé de vous répondre que je n'en
sais rien. Le liquide n'a certainement pas suivi les voies
naturelles, obstruées depuis plusieurs années.

Faut-il admettre que l'injection, remplissant l'antre d'Highmore, a franchi ensuite le trou de l'infundibulum ? C'est possible, mais je n'ose rien affirmer.

— A propos de cette malade, permettez-moi de vous soumettre quelques réflexions.

On est surpris, quand on parcourt dans les traités d'ophthalmologie le chapitre consacré aux maladies de l'appareil
lacrymal, de la part considérable réservée à la description
de certains traitements : cautérisations, ruginations, trépa-
nations, etc., y sont présentées comme des méthodes clas-

siques, d'un emploi presque usuel, et celui qui ne connaî-
trait que par les livres les affections qui nous occupent ne
manquerait pas de se figurer que les obstructions infran-
chissables sont communes, et que les cas sont fréquents où
l'oculiste est obligé d'avoir recours à des moyens extrêmes.

Rien n'est moins vrai ; l'immense majorité des maladies
des voies lacrymales guérissent, ou sont rendues très-tolé-
rables par des moyens relativement simples, en tête desquels
il faut placer l'emploi méthodique des sondes de Bowmann,
les injections, et la correction des anomalies de la réfraction, s'il en existe.

Avec du temps, beaucoup de patience et quelque dextérité, on arrive à franchir le plus souvent des obstacles qu'on
pourrait croire insurmontables ; quant aux cas véritablement rebelles, avant de les combattre par une de ces méthodes de traitement quasi-barbares dont quelques chirurgiens aventureux ont conservé la tradition, il faut d'abord se
demander si le remède ne risque pas d'être pire que le mal.

Le cas que vous avez sous les yeux en est un exemple
frappant ; la malade avait, au début, un simple larmoiement
qui eût cédé probablement à l'emploi des sondes ; pour la
guérir de cette affection légère, le premier oculiste auquel
elle s'est adressée n'a rien trouvé de mieux que l'oblitération du sac ! et le résultat de cette tentative a été si malheu-
reux, que cette jeune fille, qui habite la banlieue, a dû,
presque chaque jour, pendant cinq ou six ans, consacrer la
meilleure partie de son temps à venir se faire traiter
à Paris.

TABLE DES MATIÈRES

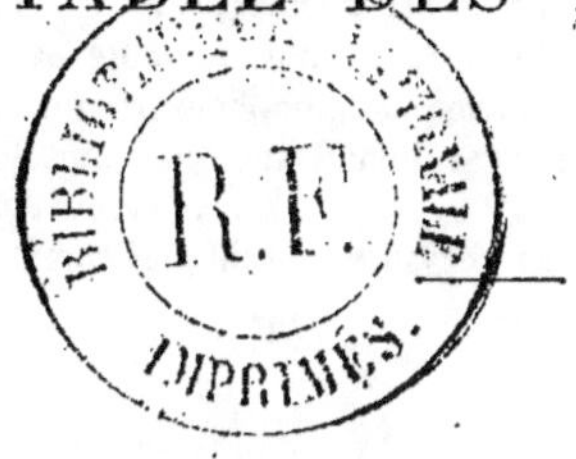

FIN DE LA TABLE DES MATIÈRES

PARIS. — IMPRIMERIE É. MARTINET, RUE MIGNON 2,

NOTA. — Tous les ouvrages portés dans ce Catalogue sont expédiés par la poste, dans les départements, les pays de l'Union postale et l'Algérie, *franco* et sans augmentation sur les prix désignés. — Prière de joindre à la demande des *timbres-poste* pour une somme de moins de cinq francs ou un *mandat sur Paris. — On ne reçoit que les lettres affranchies.*

ABEILLE. **Traitement des maladies chroniques de l'utérus.** Guérison radicale des déviations, inflexions et déplacements jusqu'ici réputés incurables, par une nouvelle méthode exempte de tout danger. 2e édition, revue, corrigée et considérablement augmentée. 1 vol. in-8, avec figures intercalées dans le texte. 1877. 10 fr.

Agenda-Formulaire des médecins-praticiens, publié sous la direction de M. le docteur Bossu, paraissant tous les ans, du 1er au 10 décembre. 1 vol. in-18 de 400 pages, broché. 1 fr. 75
Reliures depuis 3 fr. jusqu'à 9 fr.

ALLINGHAM (W.), membre du Collége royal des chirurgiens d'Angleterre, etc. **Maladies du rectum, diagnostic et traitement.** Ouvrage traduit et annoté par le docteur G. Poinsot, avec une introduction de M. le professeur Courty. 1 vol. in-8. 5 fr.

Almanach général de médecine et de pharmacie, pour la France, l'Algérie et les colonies, publié par l'administration de l'*Union médicale*, paraissant tous les ans du 1er au 10 décembre. 1 vol. in-12 d'environ 600 pages. 3 fr.

ALTHAUS (J.). **Applications pratiques de l'électricité** au diagnostic et à la thérapeutique. Description des appareils employés dans les deux mondes, et perfectionnements apportés récemment à leur usage. Traduit de l'anglais et annoté par le docteur G. Darin. In-8 de 100 pages et 41 figures dans le texte. 1877. 3 fr.

ARMAIGNAC. **Traité élémentaire d'ophthalmoscopie, d'optométrie et de réfraction oculaire,** rédigé conformément au système métrique, et avec l'équivalence en pouces de Paris. 1 vol. in-18, avec 116 figures dans le texte. 1878. 6 fr.

ARTHUIS. **Électricité statique.** Traitement des maladies nerveuses, des affections rhumatismales et des maladies chroniques. 2e édition. 1 vol. in-8. 4 fr.

BARELLA. **Clinique médicale des affections du cœur et de l'aorte.** Observations de médecine pratique; traduit de l'anglais. Tome Ier. 1874. 6 fr.

BARBASTE. **Vues sur l'enseignement supérieur,** ou plan d'étude de la science de l'homme. 1 vol. in-12 de 378 pages. 1876. 5 fr.

BARÉTY. **De l'adénopathie trachéo-bronchique en général, et en particulier dans la scrofule et la phthisie pulmonaire,** précédé de l'étude topographique des ganglions trachéo-bronchiques. 1 vol. in-8 de 330 pages et 6 planches. 1874. 6 fr.

BARIÉ. **Étude sur la ménopause,** 1 vol. in-8. 1877. 4 fr.

BAUCHET. **Du panaris et des inflammations de la main.** Paris, 1859. 1 vol. in-8, 2e édition, revue et augmentée. 3 fr. 50

BAZIN, médecin de l'hôpital Saint-Louis, etc. **Leçons sur le traitement des maladies chroniques en général et des affections de la peau en particulier, par l'emploi comparé des eaux minérales, de l'hydrothérapie et des moyens pharmaceutiques,** professées à l'hôpital Saint-Louis par le docteur BAZIN, rédigées et publiées par E. MAUREL, interne des hôpitaux, revues par le professeur. 1 vol. in-8 de 480 pages. 1870.   7 fr.

BAZIN. **Leçons sur les affections génériques de la peau,** professées à l'hôpital Saint-Louis par le docteur BAZIN, recueillies et publiées par les docteurs BAUDOT et GUÉRARD, revues et approuvées par le professeur, 1862 et 1865. 2 vol. in-8. 11 fr.
Le tome II se vend séparément.   6 fr.

BAZIN. **Leçons sur la scrofule** considérée en elle-même et dans ses rapports avec la syphilis, la dartre et l'arthritis. 1 vol. in-8, 2e édition, revue et considérablement augmenté. 1861.   7 fr. 50

BAZIN. **Leçons théoriques et cliniques sur les affections cutanées parasitaires,** professées à l'hôpital Saint-Louis, rédigées et publiées par POUQUET, revues et approuvées par le professeur, 2e édition, revue et augmentée. 1 vol. in-8, orné de 5 planches sur acier. 1862.   5 fr.

BAZIN. **Leçons théoriques et cliniques sur la syphilis et les syphilides,** professées à l'hôpital Saint-Louis par le docteur BAZIN, publiées par le docteur DUBUC, revues et approuvées par le professeur ; 2e édition, considérablement augmentée. 1866. 1 vol. in-8, accompagné de 4 magnifiques planches sur acier, figures coloriées. 10 fr.
Sépia.   8 fr.

BAZIN. **Leçons théoriques et cliniques sur les affections cutanées de nature arthritique et dartreuse,** considérées en elles-mêmes et dans leurs rapports avec les éruptions scrofuleuses, parasitaires et syphilitiques, professées à l'hôpital Saint-Louis par le docteur BAZIN, rédigées et publiées par le docteur Jules BESNIER, revues et approuvées par le professeur. 2e édition, revue et augmentée. 1868. 1 vol. in-8. 7 fr.

BAZIN. **Leçons théoriques et cliniques sur les affections cutanées artificielles et sur la lèpre, les diathèses, le purpura, les difformités de la peau,** etc.; professées à l'hôpital Saint-Louis par le docteur BAZIN, recueillies et publiées par le docteur GUÉRARD, revues et approuvées par le professeur. 1862. 1 vol. in-8.   6 fr.

BAZIN. **Examen critique de la divergence des opinions actuelles en pathologie cutanée.** Leçons professées à l'hôpital Saint-Louis par le docteur BAZIN, rédigées et publiées par le docteur LANGRONNE, revues et approuvées par le professeur. 1 vol. in-8. 1866.   3 fr. 50.

BÉRENGER-FÉRAUD, médecin en chef de la marine. **Traité clinique des maladies des Européens au Sénégal.** 2 vol. in-8. 1875-78.   16 fr.

BÉRENGER-FÉRAUD, **De la fièvre jaune à la Martinique** (Antilles françaises). Étude faite dans les hôpitaux militaires de la colonie. 1 vol. in-8. 1879.   7 fr.

BÉRENGER-FÉRAUD. **De la fièvre bilieuse mélanurique des pays chauds,** comparée avec la fièvre jaune. Étude clinique faite au Sénégal. 1 vol. in-8 de 442 p. 1874.   7 fr.

BÉRENGER-BERTHIER. **De la fièvre jaune au Sénégal.** Étude faite dans les hôpitaux de Saint-Louis et de Gorée. 1 vol. in-8 de 400 pages. 1874.   7 fr.

BÉRENGER-FÉRAUD. **De la fièvre dite bilieuse inflammatoire aux Antilles et dans l'Amérique tropicale.** Étude clinique faite dans les hôpitaux militaires de la Martinique. 1 vol. in-8. 1878.   7 fr.

BÉRENGER-FÉRAUD. **Traité de l'immobilisation directe des fragments osseux dans les fractures.** 1 vol. in-8 de 768 pages, avec 102 fig. dans le texte. 1870.   10 fr.

BÉRENGER-FÉRAUD. **Traité des fractures non consolidées ou pseudarthroses.** 1 vol. in-8 de 700 pages, avec 102 figures dans le texte. 1871.   10 fr.

BERTHIER, médecin de l'hospice de Bicêtre. **Des névroses menstruelles,** ou la menstruation dans ses rapports avec les maladies nerveuses et mentales. 1 vol. in-8, 296 p. 1874. 5 fr.

BERTHIER. **Des névroses diathésiques,** ou les maladies nerveuses dans leurs rapports avec le rhumatisme, la goutte, les dartres, la syphilis, le cancer, la scrofule, etc. 1 vol. in-8 de 244 pages. 1875. 5 fr.

BERTIN. **Étude clinique de l'emploi et des effets du bain d'air comprimé dans le traitement des maladies de poitrine,** etc. 2ᵉ édition. 1 vol. in-8 de 741 pages, et 1 planche. 1868. 7 fr. 50

BERTIN. **Étude critique de l'embolie dans les vaisseaux veineux et artériels.** 1 vol. in-8 de 492 pages. 1869. 8 fr.

BEZ. **De la contemporanéité des fièvres éruptives** et de leur coexistence avec la fièvre typhoïde chez le même individu. 1 vol. in-8. 1877. 5 fr.

BIDLOT. **Étude des diverses espèces de phthisie pulmonaire et sur le traitement applicable à chacune d'elles.** 1 vol. in-8 de 253 pages. 1868. 4 fr.

BITOT, professeur d'anatomie, etc. **Essai de topographie cérébrale par la cérébrotomie méthodique.** Conservation des pièces normales et pathologiques par un procédé particulier. 1 vol. in-8, avec 7 figures dans le texte et 17 planches. 1878. 12 fr.

BLANCHET (DU MOUTET), ancien diabétique. **Le diabète sucré,** de son traitement et de sa guérison. 1 vol. in-12. 1877. 4 fr.

BLOXAM (professeur de chimie à King's College, de Londres, etc.). **Enseignement du laboratoire** ou exercices progressifs de chimie pratique. Ouvrage traduit par le docteur G. Darin. 1 vol. in-12, avec 89 figures dans le texte. 1875. 5 fr.

BŒHM. **De la thérapeutique de l'œil, au moyen de la lumière colorée,** traduit de l'allemand par KLEIN, traducteur de l'*Optique physiologique* de Helmholtz, avec 2 planches coloriées. 1 vol. in-8. 1871. 4 fr.

BOENS (H). **Louise Lateau,** ou les mystères de Bois-d'Haine dévoilés. 2ᵉ édition, revue et considérablement augmentée. 1 vol. in-12 de 266 pages. 1875. 2 fr.

BOSSU (A.), médecin en chef de l'infirmerie Marie-Thérèse, etc. **Anthropologie,** ou étude des organes, fonctions, maladies de l'homme et de la femme, etc. 6ᵉ édition. 2 vol. et atlas. 1873. Avec figures noires. 13 fr.
    Avec figures coloriées. 21 fr.

BOSSU. **Traité des plantes médicinales indigènes,** précédé d'un cours de botanique. 2ᵉ édition. 1 vol. in-8 et atlas. 1872. Avec figures noires. 13 fr.
    Avec figures coloriées. 22 fr.

BOSSU. **Lois et mystères** des fonctions de reproduction considérées dans tous les êtres animés, spécialement chez l'homme et la femme. 1 vol. in-12, avec 2 planches coloriées. 1875. 5 fr.

BOURNEVILLE, rédacteur en chef du *Progrès médical.* **Recherches cliniques et thérapeutiques sur l'épilepsie et l'hystérie;** compte rendu des observations recueillies à la Salpêtrière de 1872 à 1876. 1 vol. in-8, avec 3 planches. 1876. 4 fr.

BOURNEVILLE et P. REGNARD. **Iconographie photographique de la Salpêtrière** (service de M. le professeur Charcot). T. 1ᵉʳ **Hystéro-épilepsie. Attaques.** 1 vol. petit in-4, avec 40 photographies. Broché. 30 fr.
    Relié en demi-chagrin rouge, doré en tête, non rogné, avec coins. 36 fr.
    Tome II. **Épilepsie partielle.**

    AVIS. Chaque livraison comprendra une feuille de texte et 4 photographies. Les sept premières livraisons ont paru. Le prix de chaque livraison est de 3 fr.

BOURNEVILLE. *Science et miracle.* **Louise Lateau ou la stigmatisée belge.** In-8, avec une eau-forte. 1875. 2 fr. 50

BOURNEVILLE. Études cliniques et thermométriques sur les maladies du système nerveux. 2 vol. in-8, accompagnés de figures dans le texte. 1871-72. 7 fr.

BRIÈRE. Étude clinique et anatomique sur le sarcome de la choroïde et sur la mélanose intra-oculaire. 1 vol. in-8 de 250 pages et 4 planches. 1874.   5 fr.

BRINTON (W.). Traité des maladies de l'estomac. Ouvrage traduit par le docteur A. RIANT, précédé d'une introduction par M. le professeur Ch. LASÈGUE. 1 vol. in-8 de 520 pages, avec fig. dans le texte. 1874.   6 fr.

BROCA (Paul), professeur à la Faculté de médecine de Paris, chirurgien des hôpitaux, etc. **Études sur les animaux ressuscitants.** In-8. 1860.   3 fr.

BRUNELLI, professeur libre d'électro-thérapie. **Album illustré, représentant la topographie névro-musculaire, ou les points d'élection pour la pratique de la thérapie galvano-faradique.** 1872.   15 fr.

BUCQUOY, professeur agrégé, médecin des hôpitaux, etc. **Leçons cliniques sur les maladies du cœur,** professées à l'Hôtel-Dieu de Paris. *Quatrième édition.* 1 vol. in-8 de 170 pages, avec figures dans le texte, cartonné en toile. 1879.   4 fr.

Bulletin de la Société clinique de Paris, par MM. les docteurs LABADIE-LAGRAVE et H. HUCHARD, 1re année (1877). 1 vol. in-8, avec 1 planche.   6 fr.

Bulletins de la Société anatomique de Paris. Anatomie normale, anatomie pathologique, clinique, 2e série, tomes 43 à 47 (1868 à 72). Prix de chaque vol. 7 fr.
    Tome 48, année 1873.   7 fr. 50.
    Tomes 49 à 53 (74 à 78). Prix de chaque vol.   9 fr.

CANTANI, professeur et directeur de clinique médicale à l'Université royale de Naples. **Le diabète sucré et son traitement diététique.** Ouvrage traduit et annoté par le docteur H. CHARVET. 1 vol. in-8 de 467 pages et 4 planches. 1876.   8 fr.
    Cartonné.   9 fr.

CASTAN. Traité élémentaire des diathèses. 1 vol. in-8 de 467 pages. 1867. 6 fr.

CASTAN. Traité élémentaire des fièvres. 2e édition. 1 vol. in-8. 1872.   7 fr.

CAZALIS DE FONDOUCE. Les temps préhistoriques dans le sud-est de la France. 1re partie. 1 vol. in-4, avec 14 planches. 1873.   15 fr.
— 2e partie. **Allées couvertes de la Provence.** 1 vol. in-4, avec 5 planches. 1873.   5 fr.

CAZALIS DE FONDOUCE. Les temps préhistoriques dans le sud-est de la France. Allées couvertes de la Provence (second mémoire), suivi d'une étude sur les mollusques trouvés dans les allées du Castellet. 1 vol. in-4, avec 7 pl.   10 fr.

CAZENAVE (A.), ancien médecin de l'hôpital Saint-Louis. **Pathologie générale des maladies de la peau.** 1 vol. in-8. 1868.   7 fr.

CAZENAVE (A.), Compendium des maladies de la peau et de la syphilis. Cet ouvrage sera publié par fascicules de 160 pages environ ; les 1er et 2e fascic. sont en vente. 1868-69. Prix de chaque.   3 fr.

CHARAZAC. La clef du diagnostic, ou *Vade-mecum* de l'élève et du praticien. Séméiologie, description, traitement. 1866. 1 vol. in-12 de 470 pages.   5 fr.

CHARCOT, professeur à la Faculté de médecine de Paris, etc. **Leçons sur le système nerveux,** faites à la Salpêtrière, recueillies et publiées par le docteur BOURNEVILLE, rédacteur en chef du *Progrès médical.* 2e édition, revue et augmentée. 2 vol. in-8, avec 50 figures intercalées dans le texte, et 20 planches, dont 15 en chromolithographie. 1877. 26 fr. Cartonné.   28 fr.

CHARCOT. Leçons sur les maladies du foie et des voies biliaires et des reins, faites à la Faculté de médecine de Paris (cours d'anatomie pathologique), recueillies et publiées par MM. les docteurs BOURNEVILLE et SEVESTRE, rédacteurs du *Progrès médical.* 1 vol. in-8, avec 37 figures intercalées dans le texte, et 7 planches en chromolithographie. 1877.   10 fr.

CHARCOT, professeur à la Faculté de médecine de Paris, médecin de l'hospice de la Salpêtrière, etc. **Leçons cliniques sur les maladies des vieillards et les maladies chroniques**, recueillies et publiées par le docteur BALL, professeur agrégé à la Faculté de médecine de Paris, etc. 1874. 2e édition, revue et augmentée. 1 vol. in-8, avec figures intercalées dans le texte, et 3 planches en chromolithographie, avec un joli cartonnage en toile. 8 fr.

> 2e série, publiée par le docteur Ch. Bouchard. Deux fascicules sont en vente.
> Prix du 1er fascicule. 1 fr.
> Prix du 2e fascicule. 2 fr.

CHARCOT. **Leçons sur les localisations dans les maladies du cerveau**, faites à la Faculté de médecine de Paris (1875); recueillies et publiées par le docteur BOURNEVILLE. 1er fascicule. 1 vol. in-8, avec 45 figures intercalées dans le texte. 1876. 5 fr.

CHARLES (de Liége). **Des déplacements de la matrice** en arrière pendant la grossesse. 1 vol. in-8. 1878. 6 fr.

CHEREAU. **Le Parnasse médical français ou Dictionnaire des médecins-poëtes de la France**, anciens ou modernes, morts ou vivants. 1 joli vol. in-12 de 552 pages. 1874. 7 fr.

CHEVALIER. **Manuel de l'étudiant oculiste**. Traité de la construction et de l'application des lunettes pour les affections visuelles. 1 vol. in-8 jésus de 500 pages et 90 gravures intercalées dans le texte. 1868. 3 f r.

COLES (O.). **Manuel de prothèse ou mécanique dentaire (plaques d'or, d'aluminium, de porcelaine, de caoutchouc, base celluloïde, etc., etc.)**, traduit de l'anglais et annoté par le docteur G. DARIN. 1 vol. petit in-8 de 278 pages et 150 figures dans le texte. 1874. 6 fr.

Comptes rendus des séances et Mémoires de la Société de biologie.
1re série, tome III avec planches noires et coloriées 15 fr.
  IV — — 10 fr.
  V — — 7 fr.
  2e série. 5 vol. à 5 fr.
  3e — 5 vol. à 5 fr.
  4e — tomes I à III à 5 fr.
  4e — tomes IV et V à 7 fr.
  5e — 5 vol. à 7 fr.
  6e — tomes I à III à 7 fr.
NOTA. — Les 2e et 3e séries, et les t. I à III de la 4e série pris ensemble, 13 volumes avec planches noires et coloriées. 50 fr.

Conférence médicale de Paris. Discussion sur la variole et la vaccine, par MM. Caffe, Dally, Gallard, Marchal (de Calvi), Lanoix, Tardieu, Revillout, 1 vol. in-8 de 192 pages. 1872 3 fr. 50

CORLIEU **L'ancienne Faculté de médecine de Paris.** 1 volume petit in-8 de 283 pages. 1877. 5 fr.

COULSON. **La pierre dans la vessie**, avec indications spéciales sur les moyens de la prévenir, ses premiers symptômes et son traitement par la lithotritie. Traduit de l'anglais par le docteur Henri PICARD. 1 vol. in-8 de 142 pages. 1874. 3 fr.

GUIGNET. **Ophthalmie d'Algérie.** 1 vol. in-8, cart. 1872. 6 fr.

CULLERIER, chirurgien de l'hôpital du Midi, etc. **Des affections blennorrhagiques. Leçons cliniques** professées à l'hôpital du Midi, recueillies et publiées par le docteur ROYET, suivies d'un Mémoire thérapeutique, revues et approuvées par le professeur. 1861. 1 vol. in-8 de 248 pages. 4 fr.

DAGRON, médecin en chef, directeur de l'asile des aliénés de Ville-Évrard. **Des aliénés et des asiles d'aliénés.** 1 vol. in-8 en 2 parties, avec un plan de l'asile de Ville-Évrard. 1874. 8 fr.

DAMBRE. **Traité de médecine légale et de jurisprudence** de la médecine
2e *édition*, revue par un professeur. 1 vol. in-8. 1878.   8 fr.

DAUDÉ. **Traité de l'érysipèle épidémique.** 1 vol. in-8. 1867.   5 fr. 50

DÉCLAT. **Nouvelles applications de l'acide phénique en médecine et en
chirurgie**, aux affections occasionnées par les microphytes, les microzoaires, les
virus, les ferments, etc. 2e édition. 1 vol. in-12 de 1070 pages. 1874.   7 fr.

DÉCLAT. **Observations sur la curation des maladies organiques de la
langue**, précédées de considérations sur les causes et le traitement des affections
cancéreuses en général. 1 vol. in-8. 1868.   8 fr.

DELFAU. **Déontologie médicale.** Devoirs et droits des médecins vis-à-vis de
l'autorité, de leurs confrères et du public. Ouvrage couronné. 1 vol. in-12 de
316 pages. 1868.   4 fr.

DEMARQUAY. **Maladies chirurgicales du pénis.** Ouvrage publié par les docteurs
G. VOELKER et CYR. 1 vol. in-8 avec figures dans le texte et 4 planches en chromolithographie. 1877. Broché, 14 fr. Cartonné.   12 fr.

DEMARQUAY et SAINT-VEL. **Traité clinique des maladies de l'utérus.** 1 vol.
in-8 avec figures intercalées dans le texte. 1876.   10 fr.
Cartonné.   11 fr.

DEPAUL, professeur de clinique d'accouchements à la Faculté de médecine de Paris,
membre de l'Académie de médecine. **Leçons de clinique obstétricale**, professées
à l'hôpital des Cliniques, rédigées par M. le docteur DE SOYRE, revues par le professeur. 1 vol. in-8, avec figures intercalées dans le texte (1872-1876).   16 fr.
Cartonné.   17 fr.

DESPRÉS (A.), professeur agrégé de la Faculté de médecine de Paris, chirurgien des
hôpitaux, etc. **Traité iconographique de l'ulcération et des ulcères du col
de l'utérus.** 1 vol. in-8 avec planches lithographiées et coloriées. 1870.   5 fr.

DESPRÉS (A.). **Traité du diagnostic des maladies chirurgicales** (Diagnostic
des tumeurs). 1 vol. in-8 de 400 pages, avec figures dans le texte. 1868.   6 fr.

DOLBEAU, professeur de la Faculté de médecine de Paris, chirurgien des hôpitaux, etc.
Traité pratique de la pierre dans la vessie. 1 vol. in-8 de 424 pages, avec
14 figures dans le texte. 1864.   7 fr.

DROUIN (A.). **De la pupille : anatomie, physiologie, sémiologie.** 1 vol. in-8 de
389 pages avec 8 figures dans le texte. 1876.   7 fr.

DUMONT (de Monteux), ancien médecin de la maison centrale du Mont-Saint-Michel, etc.
Testament médical, philosophique et littéraire, ouvrage destiné non-seulement
aux médecins et aux hommes de lettres, mais encore à toutes les personnes éclairées
qui souffrent d'une manière occulte ; publié par une commission composée de MM. Da-
vaine, président ; docteurs Blatin, Bourguignon, Cabanellas, Cerise, Foissac, Godin,
avocat, baron Larrey, docteur Amédée Latour et docteur Moreau (de Tours). 1 beau
vol. in-8 de 636 pages. 1865.   8 fr.

DUPLAY, professeur agrégé à la Faculté de médecine de Paris, etc. **Conférences de
clinique chirurgicale** faites aux hôpitaux Saint-Louis et Saint-Antoine, recueillies
et publiées par MM. DURET et MAROT, internes des hôpitaux de Paris, etc. 1 vol. in-8
de 175 pages. 1877.   3 fr. 50

DURET, aide d'anatomie à la Faculté de médecine de Paris, etc. **Études expérimentales et cliniques sur les traumatismes cérébraux.** Tome 1. 1 vol. in-8
avec 38 figures dans le texte, et 19 pl. dont 8 en chromolithographie. 1878. 15 fr.
Le second volume, qui terminera l'ouvrage, est sous presse et paraîtra fin décembre.

ÉMIN. **Études sur les affections glaucomateuses de l'œil.** 1 vol. in-8 de 131 pages, avec 4 planches coloriées. 1870.   5 fr.

FANO, professeur agrégé à la Faculté de médecine de Paris. **Traité élémentaire de
chirurgie.** 2 forts vol. in-8 avec 307 figures dans le texte. 1869-72.   28 fr.

FANO. Traité pratique des maladies des yeux, contenant des résumés d'anatomie des divers organes de l'appareil de la vision. Illustré d'un grand nombre de figures intercalées dans le texte et de 20 dessins en chromolithographie. 1866. 2 vol. in-8. 17 fr.

FAUVEL (Ch.). Traité pratique des maladies du larynx. 1 vol. in-8, de 900 pages avec 144 figures dans le texte et 20 planches dont 7 en chromolithographie. 1876. Broché, 20 fr. Cart.   21 fr.

FÉLIZET. Recherches anatomiques et expérimentales sur les fractures du crâne. 1 vol. in-8 avec 13 planches. 1873.   6 fr.

FLEURY, professeur à l'École de médecine de Bordeaux, **Du dynamisme comparé des hémisphères cérébraux chez l'homme.** 1 vol. in-8 avec 3 planches 1873. 6 fr.

FOLLIN. Leçons sur les principales méthodes de l'exploration de l'œil malade, et en particulier sur l'application de l'ophthalmoscope au diagnostic des maladies des yeux; rédigées et publiées par Louis Thomas, interne des hôpitaux; revues et approuvées par le professeur, 1 vol. in-8 de 300 pages avec 70 figures dans le texte, et 2 planches en chromolithographie, dessinées par Lackerbauer. 1863. 7 fr.

FONSSAGRIVES, professeur à la Faculté de médecine de Montpellier, etc. **Traité de thérapeutique appliquée, basé sur les indications;** suivi d'un précis de thérapeutique et de pathologie infantiles et de notions de pharmacologie usuelle sur les médicaments signalés dans le cours de l'ouvrage. 2 forts vol. in-8. 1878.   24 fr.

FORT. Anatomie descriptive et dissection, contenant un précis d'embryologie, la structure microscopique des organes et celle des tissus. 3e édition très-augmentée. 3 vol. in-12 avec 1227 figures intercalées dans le texte. 1875.   30 fr.

FORT. Pathologie et clinique chirurgicales. 2e édition, corrigée et considérablement augmentée. 2 vol. in-8 avec 542 fig. intercalées dans le texte. 1873.   25 fr.
   Cartonné.   27 fr.

FORT. Anatomia descriptiva y disseccion con un resumen de embriologia y generacion y la estructura microscopica de los tejidos y de los organos. Traduccion española de la francesa bejo la direccion del autor por el doctor R. de Armas y Cespedes. 2 tomos con figuras intercalados en el texto. 1872.   16 fr.

FORT. Traité élémentaire d'histologie. 2e édition. 1 vol. in-8 avec 522 figures intercalées dans le texte. 1873.   14 fr.

FORT. Manuel d'anatomie. Deuxième édition du Résumé d'anatomie, revue, corrigée et augmentée. 1 vol. in-18 de 824 pages avec 151 figures dans le texte. 1875.   7 fr. 50

FORT. Résumé de pathologie et de clinique chirurgicales. 1 vol. in-32 de 502 pages et 107 figures intercalées dans le texte. 1873.   5 fr.

FORT. Manuel de pathologie interne, précédé de la manière d'examiner le malade et de faire les autopsies. 1 vol. in-18 avec figures dans le texte.   6 fr.

FORT. Guide pratique de l'étudiant en médecine. Agenda-annuaire, contenant tout ce qui concerne l'étudiant en médecine, au point de vue de la législation, des examens, des concours, des prix et de l'emploi de son temps. On y trouve aussi ce qui concerne les étudiants en pharmacie, les sages-femmes, etc. In-32. 1878. 6e année.   2 fr.

FOUCHER, professeur agrégé à la Faculté de médecine de Paris, chirurgien des hôpitaux, etc. **Traité du diagnostic des maladies chirurgicales**, avec appendice, et **Traité des tumeurs**, par A. Després, professeur agrégé à la Faculté de médecine de Paris, chirurgien des hôpitaux. 1 vol. in-8 de 1162 pages et 57 figures intercalées dans le texte, avec un joli cart. en toile. 1866-69.   18 fr.

FOURCY (Eugène de), ingénieur en chef du corps des mines. **Vade-mecum des herborisations parisiennes**, conduisant sans maître aux noms d'ordre, de genre et d'espèce de toutes les plantes spontanées ou cultivées en grand dans un rayon de 25 lieues autour de Paris. 3e édition, comprenant les mousses et les champignons. 1 vol. in-18 de 309 pages. 1872.   4 fr. 50

FOURNIÉ (Édouard), médecin à l'Institut national des sourds-muets. **Application des sciences à la médecine.** 1 vol. in-8 avec 102 figures intercalées dans le texte. 1878.   10 fr.

FOURNIÉ. **Physiologie du système nerveux cérébro-spinal d'après l'analyse physiologique des mouvements de la vie.** 1 vol. in-8 de 832 pages avec un joli cart. en toile 1872.   12 fr.

FOURNIÉ. **Physiologie de la voix et de la parole.** 1 vol. in-8 de 816 pages, avec figures dans le texte. 1866.   10 fr.

FOURNIER (Alfred), professeur agrégé de la Faculté de médecine de Paris, médecin de l'hôpital Saint-Louis, etc. **Leçons cliniques sur la syphilis** étudiée plus particulièrement chez la femme. 1 fort vol. in-8 avec tracés sphygmographiques. 1873. Broché, 15. Cart.   16 fr.

FOURNIER. **Des glossites tertiaires** (glossites scléreuses, glossites gommeuses); rédigé et publié par Hubert Buzot, interne des hôpitaux. 1 vol. in-8 avec 3 planches en chromolithographie. 1877.   4 fr.

FRIEDREICH. **Traité pratique des maladies du cœur.** Ouvrage traduit de l'allemand par les docteurs Doyon et Lorber. 1 vol. in-8 de 592 pages. 1873.   9 fr.

GAILLETON. **Traité élémentaire des maladies de la peau.** 1 vol. in-8 de 304 pages. 1874.   6 fr.

GALICIER. **Vie de l'univers,** ou Étude de physiologie générale et philosophique appliquée à l'univers. 1 vol. in-8. 1873.   7 fr.

GARIMOND. **Traité théorique et pratique de l'avortement,** considéré au point de vue médical, chirurgical et médico-légal. 1 vol in-8 de 476 pages. 1873. 7 fr. 50

GARROD. **La goutte,** sa nature, son traitement, et **Le rhumatisme goutteux.** Ouvrage traduit par A. Ollivier, professeur agrégé à la Faculté de médecine de Paris, et annoté par J.-M. Charcot, professeur à la Faculté de médecine de Paris, médecin de l'hospice de la Salpêtrière, etc. 1867. 1 vol. in-8 de 710 pages avec 26 figures intercalées dans le texte et 8 planches coloriées. Broché. 12 fr. Cartonné.   13 fr.

GÉRARD. **Traité pratique des maladies de l'appareil génital de la femme:** avec une notice sur la stérilité et le moyen d'y rémédier par la fécondation artificielle. 2e *édition.* 1 vol. in-12. 1877.   5 fr.

GIRALDÈS, chirurgien de l'hôpital des Enfants, etc. **Leçons cliniques sur les maladies chirurgicales des enfants,** recueillies et publiées par MM. Bourneville et Bourgeois, revues par le professeur. 1 fort vol. in-8 accompagné de figures dans le texte, 1869. Cart. en toile.   14 fr.

GOSSELIN, professeur de clinique chirurgicale à la Faculté de médecine de Paris, etc. **Leçons sur les hernies,** professées à la Faculté de médecine de Paris, recueillies et publiées par le docteur Léon Labbé, professeur agrégé, chirurgien du Bureau central. 1 vol. in-8 de 500 pages avec figures dans le texte. 1864.   7 fr.

GOSSELIN. **Leçons sur les hémorrhoïdes.** 1 vol. in-8. 1866.   3 fr.

GRANDIÈRE (de la). **De la nostalgie,** ou mal du pays. 1 vol. in-12. 1873.   3 fr.

GRASSET, professeur agrégé de à Faculté de médecine de Montpellier, etc. **Maladies du système nerveux.** 2 vol. in-8 avec 26 figures dans le texte. 1878.   22 fr.

GRASSET. **Des localisations dans les maladies cérébrales.** 2e *édition.* In-8 de 138 pages. 1878.   3 fr.

GRIESINGER, professeur de clinique médicale et de médecine mentale à l'université de Berlin. **Des maladies mentales et de leur traitement.** Ouvrage traduit de l'allemand sous les yeux de l'auteur par le docteur Doumic, accompagné de notes par M. le docteur Baillarger, médecin de la Salpêtrière, membre de l'Académie de médecine. 1 vol. in-8. Paris, 1868.   9 fr.

GROS (Léon) et LANCEREAUX. **Des affections nerveuses syphilitiques.** 1861. 1 vol. in-8.   7 fr.

GUBLER, professeur à la Faculté de médecine de Paris, etc. **Leçons de thérapeutique** faites à la Faculté de médecine de Paris, recueillies et publiées par le docteur LEBLANC. 1 vol. in-8. 1877. 10 fr.

GUDDEN. **Recherches expérimentales sur la croissance du crâne.** Ouvrage traduit de l'allemand par le docteur FOREL. 1 vol. in-4 avec 11 planches photographiques reproduites par la phototypie. 1876. 12 fr.

GUENEAU DE MUSSY (Noël), médecin de l'Hôtel-Dieu, professeur agrégé de la Faculté de médecine de Paris, etc. **Clinique médicale de l'Hôtel-Dieu.** 2 vol. in-8. 1874-1875. 24 fr.

GUÉRIN (Alphonse), chirurgien de l'Hôtel-Dieu, etc. **Leçons cliniques sur les maladies des organes génitaux externes de la femme.** Leçons professées à l'hôpital de Lourcine. 1 vol. in-8 de 530 pages. 1864. 7 fr.

GUÉRIN (Alphonse). **Leçons cliniques sur les maladies des organes génitaux internes de la femme.** 1 vol. in-8 avec figures dans le texte et 2 planches en chromolithographie. 1878. 10 fr. Cart. 11 fr.

GUIBERT. **Histoire naturelle et médicale des nouveaux médicaments introduits dans la thérapeutique depuis 1830 jusqu'à nos jours.** 2e édition, revue et augmentée. 1 vol. in-8 de 700 pages. 1865. 10 fr.

GUICHET (A.). **Les États-Unis** (*United-States, America*). Notes sur l'organisation scientifique : les Facultés de médecine, les hôpitaux, la prostitution, l'hygiène, etc. 1 vol. in-18. 1877. 2 fr. 50

GUTTMANN (Paul). **Traité du diagnostic des maladies des organes thoraciques et abdominaux,** comprenant la description des méthodes cliniques d'exploration applicables à ces organes, suivi d'un appendice sur la laryngoscopie. Ouvrage traduit de l'allemand par le docteur HARN. 1 vol. in-12. 1877. 7 fr.

HAMON. **Traité pratique du rétroceps (forceps asymétrique).** 2e édition, revue et complétée. 1 vol. in-8, avec fig. 1873. 7 fr. 50

HARDY, professeur, chargé du cours de clinique des maladies de la peau à la Faculté de médecine de Paris, médecin de l'hôpital Saint-Louis, etc. **Leçons sur les affections dartreuses,** rédigées et publiées par le docteur MOYSANT. 3e édition. 1 vol in-8. 1868. 4 fr.

HABLEY. **De l'urine et de ses altérations** pathologiques, étudiées au point de vue de la chimie physiologique et de ses applications au diagnostic et au traitement des maladies générales et locales. Ouvrage traduit de l'anglais par le docteur Hahn, 1 vol. in-12, avec 25 figures dans le texte. 1875. 6 fr.

HEARN. **Kystes hydatiques** du poumon et de la plèvre. Étude clinique. 1 vol. in-8 de 250 pages. 1875. 4 fr.

HECKEL. **Histoire médicale et pharmaceutique des principaux agents médicamenteux** introduits en thérapeutique depuis ces dix dernières années. 1 vol. in-8 de 182 pages. 1874. 6 fr

HENNEQUIN, ancien interne des hôpitaux de Paris, etc. **Des fractures du fémur et de leur traitement par l'extension continue.** 1 vol. in-8, avec 11 figures intercalées dans le texte. 1877. 13 fr.

HERMENT (L.). **Aide-mémoire du médecin militaire.** Recueil de notes sur l'hygiène des troupes, les substances militaires. 1 vol. in-12 de 550 pages. 1876. 5 fr.

HERVIEUX, médecin de la Maternité de Paris. **Traité clinique et pratique des maladies puerpérales et des suites de couches.** 1 fort vol. in-8, avec figures dans le texte. 1870. 15 fr.

HORION. **Des rétentions d'urine,** ou **Pathologie spéciale des organes urinaires** au point de vue de la rétention. 1863. 1 vol. in-8. 6 fr.

HUXLEY (Th. H.). **Éléments d'anatomie comparée des animaux invertébrés.** Ouvrage traduit de l'anglais par le docteur G. DARIN, avec une préface, des notes et un chapitre sur les principes généraux de la biologie, par M. le professeur GIARD. 1 vol. in-12, avec 156 figures intercalées dans le texte. 1877. 6 fr.

ENVOI FRANCO PAR LA POSTE, CONTRE UN MANDAT.

JACCOUD, professeur à la Faculté de médecine de Paris, médecin de l'hôpital de Lariboisière. **Traité de pathologie interne.** 2 vol. in-8, avec 37 planches en chromolithographie. 6e édition, revue et augmentée. 1879. 32 fr. Cart. 34 fr. 50

JACCOUD. **Leçons de clinique médicale,** faites à l'hôpital de la Charité. 1 fort vol. in-8 de 878 pages, avec 29 figures et 11 planches en chromolithographie. 3e édition, avec un joli cartonnage en toile. 1874. 16 fr.

JACCOUD. **Leçons de clinique médicale,** faites à l'hôpital de Lariboisière. 2e édition. 1 vol. in-8, accompagné de 10 planches en chromolith. 1874. Cart. 16 fr.

JACCOUD. **Étude de pathogénie et de sémiotique, les paraplégies et l'ataxie du mouvement,** etc. 1 fort vol. in-8. 1864. 9 fr.

JACCOUD. **Traité de pathologie interne.** Appendice aux quatre premières éditions. 1 vol. in-8, avec 4 planches en chromolithographie. 1877. 7 fr. Cart. 8 fr.

JACCOUD. **De l'organisation des Facultés de médecine en Allemagne.** Rapport présenté à Son Excellence le ministre de l'instruction publique, le 6 octobre 1863. 1 vol. in-8, de 175 pages. 1864. 3 fr. 50

JARJAVAY. **Recherches anatomiques sur l'urèthre de l'homme.** 1 vol in-4, avec 7 planches lithographiées. 1856. 8 fr.

JOFFROY. **De l'influence des excitations cutanées** sur la circulation et la calorification. In-8. 1878. 4 fr.

KUBORN. **Étude sur les maladies particulières aux ouvriers mineurs employés aux exploitations houillères en Belgique.** 1 vol. grand in-8 de 300 p. 1863. 6 fr.

KUBORN. **Des causes de la mortalité comparée** de la première enfance dans les principaux climats de l'Europe. In-8. 1877. 4 fr. 50

LABARTHE (Castarède). **Du chauffage et de la ventilation des habitations privées.** In-8 de 245 pages et 8 planches. 1869. 4 fr.

LABBÉ (Léon), professeur agrégé à la Faculté de médecine de Paris, chirurgien de l'hôpital de la Pitié, etc. **Leçons de clinique chirurgicale,** professées à l'hôpital des Cliniques, recueillies, rédigées et publiées par le docteur Emmanuel BOURDON, revues par le professeur. 1 vol. in-8, avec une planche, 1876. 12 fr. Cart. 13 fr.

LABORDE. **Le ramollissement et la congestion du cerveau, principalement considérés chez le vieillard.** Étude clinique et pathogénique. 1 vol. in-8 de 420 pages, avec une planche coloriée contenant 6 figures. 1866. 6 fr.

LABORDE. **De la paralysie** (dite essentielle) **de l'enfance,** des déformations qui en sont la suite, et des moyens d'y remédier. 1 vol. in-8 de 276 pages, accompagné de 2 planches, dont une coloriée. 1864. 5 fr.

LAILLER, médecin de l'hôpital Saint-Louis, etc. **Leçons cliniques sur la teigne,** recueillies et publiées par L. LANDOUZY. 1 vol. in-8, avec 4 planches. 1878. 5 fr.

LANCEREAUX, professeur agrégé à la Faculté de médecine de Paris, médecin des hôpitaux, etc. **Traité d'anatomie pathologique.** Tome Ier : Anatomie pathologique générale. 1 fort vol. in-8 de 838 pages, avec 267 figures intercalées dans le texte. 1877. 20 fr. Cartonné. 21 fr.

LANDOLT. **Leçons sur le diagnostic des maladies des yeux,** faites à l'École pratique de la Faculté de médecine de Paris, recueillies par le docteur CHARPENTIER. 1 vol. in-8, avec 27 figures dans le texte. 1877. 6 fr.

LANGLEBERT. **Aphorismes sur les maladies vénériennes,** suivis d'un formulaire magistral pour le traitement de ces maladies. 1 joli vol. in-32, avec vignettes. 2e édition, revue et augmentée. 1875. 3 fr. 50

LANGLEBERT. **La syphilis dans ses rapports avec le mariage.** 1 vol. in-22 de 332 pages. 1873. 3 fr. 50

LEBLANC. **Essai sur les modifications de la pupille** produites par les agents thérapeutiques. In-8 de 166 pages. 1875. 3 fr.

LE BRET, président de la Société d'hydrologie médicale de Paris, etc. **Manuel médical des eaux minérales.** 1 vol. in-12. 1874. Broché, 5 fr. 50. Cart. 6 fr.

LE DOUBLE. Du kleisis génital, et principalement de l'occlusion vaginale et vulvaire dans les fistules uro-génitales. 1 vol. in-8 de 248 pages. 1876. 6 fr.

LE DUC (Philibert). **L'école de Salerne, avec la traduction burlesque** du docteur MARTIN, nouvelle édition revue, pour le latin sur les meilleurs textes, et pour la traduction sur l'édition originale de 1650, augmentée de deux suppléments latins traduits et annotés, et d'extraits des anciens commentateurs. 1 joli volume petit in-8. 1875. 3 fr.

LEGRAND DU SAULLE, médecin de l'hospice de Bicêtre, etc. **Traité de médecine légale et de jurisprudence médicale.** 1 fort vol. in-8 de 1268 pages. 1874. Broché, 18 fr. Cart. 19 fr.

LEGRAND DU SAULLE. Le délire des persécutions. 1 vol. in-8. 1873. 6 fr.

LEGRAND DU SAULLE. Étude médico-légale sur les épileptiques. 1 vol. in-8. 1877. 4 fr. 50

LESACHER et MARESCHAL. Histoire et description des plantes médicinales. Nouvelle botanique médicale, comprenant : les plantes des jardins et des champs susceptibles d'être employées dans l'art de guérir. De leurs dangers et de leurs vertus, d'après les auteurs anciens et modernes. 4 vol. in-8.

AVIS. Cet ouvrage sera publié en 100 livraisons, chaque livraison comprendra 2 planches coloriées et 1 feuille de texte. Les cinquante-quatre premières livraisons ont paru; il paraîtra trois livraisons par mois. Le prix de chaque livraison est de 1 fr.

LEVI, médecin-major de l'armée. **Diagnostic des maladies de l'oreille.** Examen, devant les conseils de révision, des sujets qui sont ou se prétendent atteints de surdité. In-8 de 100 pages, et 3 planches en chromolithographie. 1872. 3 fr. 50

LORET et BARRANDON. Flore de Montpellier, comprenant l'analyse descriptive des plantes vasculaires de l'Hérault, leurs propriétés médicinales, les noms vulgaires, les noms patois, et un vocabulaire des termes patois. 2 vol. petit in-8, avec une carte du département de l'Hérault. 1876. 12 fr.

LUCAS-CHAMPIONNIÈRE, chirurgien des hôpitaux, etc. **Étude historique et clinique sur la trépanation du crâne, la trépanation guidée par les localisations cérébrales.** 1 vol. in-8, avec 14 figures intercalées dans le texte. 1878. 3 fr.

LUDLAM. Leçons cliniques sur les maladies des femmes. 1 vol. in-8. 1878. 10 fr.

MAGNAN. De l'alcoolisme, des diverses formes du délire alcoolique et de leur traitement. In-8 de 289 pages, avec figures dans le texte. 1874. 5 fr. Cart. 6 fr.

MALGAIGNE. Leçons d'orthopédie, professées à la Faculté de médecine de Paris, recueillies par MM. GUYON et PANAS, prosecteurs de la Faculté de médecine de Paris, revues et approuvées par le professeur. 1 vol. in-8, accompagné de 5 planches dessinées par M. LÉVEILLÉ. 1862. 6 fr. 50

MALLEZ et DELPECH. Thérapeutique des maladies de l'appareil urinaire. 1 vol. in-8. Broché. 7 fr. 50. Cart. 8 fr. 50

MARTIN (Ferdinand), chirurgien-orthopédiste des maisons d'éducation de la Légion d'honneur, etc., et COLLINEAU, docteur en médecine de la Faculté de médecine de Paris, etc. **Traité de la coxalgie, de sa nature et de son traitement.** 1 vol. in-8 de 500 pages, accompagné de planches. 1865. 7 fr.

MASSE. De l'influence de l'attitude des membres sur leurs articulations, au point de vue physiologique, clinique et thérapeutique. 1 vol. in-8, avec figures intercalées dans le texte, et 15 planches. 1878. 6 fr.

MATTEI. Clinique obstétricale, ou Recueil d'observations et statistiques. 6 vol. in-8. 1862 et 1871. 24 fr.

MAURIAC, médecin de l'hôpital du Midi, etc. **De la syphilose pharyngo-nasale.** 1 vol. in-8 de 176 pages. 1877. 4 fr.

MAURIAC. Leçons sur l'herpès névralgique des organes génitaux. In-8 de 112 pages. 1877. 3 fr.

MAURIAC. **Du psoriasis de la langue et de la muqueuse buccale.** In-8 de 100 pages. 1874.   3 fr.

MERCHIE. **Guerre de 1870-71. Les secours aux blessés après la bataille de Sedan,** avec documents officiels à l'appui. 1 vol. in-8 de 144 pages. 1876.   5 fr.

MERCIER (Aug.). **Traitement préservatif et curatif des sédiments de la gravelle, de la pierre urinaire, et de diverses maladies dépendant de la diathèse urique.** 1 vol. in-12, avec fig. dans le texte. 1872. 7 fr. Cart.   8 fr.

METZQUER. **Étude clinique de la phthisie galopante.** Preuves expérimentales de la non-spécificité et de la non-inoculabilité des phthisies. Ouvrage précédé d'une préface de M. le professeur FELTZ. 1 vol. in-8 de 218 pages. 1874.   4 fr.

MOILIN. **Médecine physiologique.** Maladies des voies respiratoires, maladies des fosses nasales, de la gorge, du larynx et de la poitrine. 1 vol. in-8. 1867.   4 fr.

MOILIN. **Leçons de médecine physiologique.** 1 vol. in-8 de 296 p. 1866. 3 fr. 50

MONCOQ. **Transfusion instantanée du sang.** Solution théorique et pratique de la tranfusion médiate et de la transfusion immédiate, chez les animaux et chez l'homme. 1 vol. in-8 de 378 pages, avec 7 figures dans le texte et 1 planche. 1874.   6 fr.

MONTEILS. **Histoire de la vaccination.** Recherches historiques et critiques sur les divers moyens de prophylaxie thérapeutique employés contre la variole, depuis l'origine de celle-ci jusqu'à nos jours. 1 vol. in-8 de 422 pages. 1874.   7 fr.

MORDRET. **Traité pratique des affections nerveuses et chloro-anémiques,** considérées dans les rapports qu'elles ont entre elles. 1 vol. in-8. 1861.   6 fr.

MOURA. **Traité pratique de laryngoscopie et de rhinoscopie,** suivi d'observations. 1864. 1 vol. in-8 de 200 pages, avec 21 figures dans le texte.   4 fr.

MOUSSAUD. **Précis pratique des maladies des organes génito-urinaires.** 1 vol. in-12, avec figures dans le texte. 1876.   5 fr.

MOUTARD-MARTIN, médecin de l'hôpital Beaujon. **La pleurésie purulente et son traitement.** 1 vol. in-8. 1872.   4 fr.

MURCHISON (C.), professeur de clinique médicale, etc. **Leçons cliniques sur les maladies du foie,** suivies des leçons sur les troubles fonctionnels du foie. Traduites sur la seconde édition, et annotées par le docteur Jules CYR. 1 vol. in-8, avec 46 figures intercalées dans le texte. 1878.   12 fr.

NÉLATON (Eugène), prosecteur de la Faculté de médecine de Paris. **Mémoire sur une nouvelle espèce de tumeurs bénignes des os, ou tumeurs à myéloplaxes.** 1 vol. grand in-8 de 376 pages et 3 planches coloriées. 1860.   6 fr. 50

NONAT, ancien médecin de l'hôpital de la Charité, agrégé libre de la Faculté de Paris. **Traité pratique des maladies de l'utérus, de ses annexes et des organes génitaux-externes.** 2ᵉ édition, revue et augmentée, avec la collaboration du docteur LINAS. 1 fort vol. in-8, avec fig. dans le texte. 1870-74. 17 fr. Cartonné.   18 fr.

NONAT. **Traité théorique et pratique de la chlorose, avec une étude spéciale sur la chlorose des enfants.** In-8 de 211 pages. 1864.   3 fr. 50

NOTTA. **Médecins et clients.** 2ᵉ édition. 1 vol. in-18 de 188 pages. 1867. 2 fr. 50

OFF. **Des altérations de l'œil dans l'albuminurie et le diabète.** In-8 de 180 p., avec 2 planches en chromolithographie. 1870.   4 fr. 50

OLLIER DE MARICHARD. **Recherches sur l'ancienneté de l'homme dans les grottes et monuments mégalithiques du Vivarais.** 1 vol. in-8, avec 13 pl. en partie coloriées. 1869.   7 fr.

OLLIER DE MARICHARD et PRUNER BEY. **Les Carthaginois en France, la colonie libro-phénicienne du Liby.** Gr. in-8 de 50 pages, avec 2 tableaux et 6 planches. 1870   5 fr.

PANAS, professeur agrégé à la Faculté de médecine, chargé du cours complémentaire d'ophthalmologie, etc. **Leçons sur les maladies inflammatoires des membranes internes de l'œil,** comprenant l'iritis, les choroïdites et le glaucome, rédigées et publiées par L. KIRMISSON. 1 vol. in-8, avec 11 figures dans le texte. 1878.   5 fr.

PANAS. **Leçons sur les rétinites**, rédigées et publiées par Arnaud CHEVALLEREAU, interne des hôpitaux de Paris, etc. 1 vol. in-8 avec figures dans le texte et 2 planches en chromolithographie. 1878. 6 fr.

PANAS. **Leçons sur les affections de l'appareil lacrymal**, comprenant la glande lacrymale et les voies d'excrétion des larmes, rédigées et publiées par le docteur G. CHAMOIN. 1 vol. in-8 avec figures dans le texte. 1877. 5 fr.

PANAS. **Leçons sur les kératites**, précédées d'une étude sur la circulation et la nutrition de l'œil, et de l'exposé des divers moyens de traitement employés contre les ophthalmies en général, rédigées et publiées par le docteur BUZOT, 1 vol. in-8 avec figures. 1876. 4 fr.

PANAS et LOREY. **Leçons sur le strabisme, les paralysies oculaires, le nystagnus, etc.** 1 vol. in-8 avec figures. 1873. 5 fr.

PAQUET, professeur de médecine opératoire, etc. **Leçons sur la chirurgie clinique des maladies des voies urinaires.** 1re partie. Leçons générales, 1 vol. in-8. 1878. 3 fr. 50

PARROT-LARIVIÈRE, avocat à la Cour de Paris, etc. **Code du médecin**, recueil complet de la législation et de la jurisprudence sur la profession, comprenant le service de santé de l'armée et de la marine. 1 vol. in-32 de 320 pages. 1875. 5 fr.

PÉAN et MALASSEZ. **Étude clinique sur les ulcérations anales.** 1 vol. in-8 avec figures et 4 planches coloriées. 1872. 6 fr.

PÉAN et URDY. **Hystérotomie.** De l'ablation de l'utérus par la gastrotomie. 1 vol. in-8 avec figures et planches. 1873. 6 fr.

PÉCHOT, professeur de pathologie interne à l'École de médecine de Rennes, etc. **Principes de pathologie générale.** 1 vol. in-12 de 424 pages. 1867. 4 fr.

PHÉLIPPEAUX. **Étude pratique sur les frictions et le massage**, ou Guide du médecin masseur. In-8 de 189 pages. 1870. 3 fr.

PIORRY, professeur de clinique médicale à la Faculté de Paris, membre de l'Académie, etc. **Traité de plessimétrisme et d'organographie;** anatomie des organes sains et malades, établie pendant la vie au moyen de la percussion médiate et du dessin, à l'effet d'éclairer le diagnostic. 1866. 1 fort vol. in-8 avec 91 figures intercalées dans le texte. 15 fr.

PIORRY. **Clinique médico-chirurgicale de la ville.** Résumé et exposition de la doctrine et de la nomenclature organo-pathologique; observations et réflexions cliniques, 1 vol. in-8. 1869. 6 fr.

PIORRY. **La médecine du bon sens.** De l'emploi des petits moyens en médecine et en thérapeutique. 2e édition. 1 vol. in-12. 1867. 5 fr.

POINSOT. **De l'intervention chirurgicale dans les luxations compliquées du cou-de-pied.** 1 vol. in-8 avec 3 planches en chromolithographie. 1877. 7 fr.

POINSOT. **De la conservation dans le traitement des fractures compliquées.** 1 vol. in-8 de 434 pages. 1873. 6 fr.

POUILLET. **La spermatorrhée.** 2e édition. 1 vol. in-18. 1879. 3 fr. 50

POUILLET. **Essai médico-philosophique sur les formes, les causes, les signes, les conséquences et le traitement de l'onanisme chez la femme.** 2e édition. 1 vol. in-18. 1877. 2 fr. 50

POUILLET. **Des écoulements blennorrhagiques** contagieux, aigus et chroniques, de l'homme et de la femme, par l'urèthre, la vulve, le vagin et le rectum. De leurs accidents et de leurs complications, suivis d'une étude sur les écoulements blancs non contagieux par les organes génitaux chez les deux sexes. 1 vol. in-18, 1879. 5 fr.

PRÉVOST et COTARD. **Études physiologiques et pathologiques sur le ramollissement cérébral.** 1 vol. grand in-8 avec 4 planches en chromolithographie. 1866. 5 fr.

PUTÉGNAT. **Quelques faits d'obstétricie.** 1 vol. in-8. 1871. 7 fr.

RABUTEAU (A.). **Traité élémentaire de chimie médicale.** 1re part. Chimie minérale. 1 vol. in-8 avec 168 figures intercalées dans le texte. 1878. 11 fr.

RECLUS, prosecteur de la Faculté de médecine, etc. **Des ophthalmies sympathiques.** 1 vol. in-8°. 187S.   5 fr.

RECLUS. **Du tubercule du testicule et de l'orchite tuberculeuse.** 1 vol. in-8 de 204 pages avec 5 planches. 1876.   5 fr.

RELIQUET, ancien interne des hôpitaux de Paris, etc. **Traité des opérations des voies urinaires.** 1 vol. in-8 de 820 pages, avec figures dans le texte. 1871. Broché, 10 fr. Cartonné en toile.   11 fr.

RELIQUET. **Leçons sur les maladies des voies urinaires,** faites à l'École pratique de la Faculté de médecine de Paris. 1ᵉʳ fascicule. Miction. Spasme de la vessie et de l'urèthre. Action du chloroforme sur l'urèthre et la vessie. In-8 de 144 p. 1878. 2 fr. 50

RENDU. **Étude comparative des néphrites chroniques.** In-8 de 221 pages. 1878.   4 fr.

RIANT (A.), professeur d'hygiène à l'École normale du département de la Seine, etc. **Leçons d'hygiène,** contenant les matières du programme officiel adopté par le ministre de l'instruction publique pour les lycées et les écoles normales. 1 beau vol in-12. 1873.   6 fr.

RICHET, professeur à la Faculté de médecine de Paris, chirurgien de l'Hôtel-Dieu, etc. **Leçons cliniques sur les fractures de jambe,** recueillies et publiées par MM. Garnier et A. Ledouble, revue par le professeur. In-8. 1876.   2 fr. 50

RICORD, chirurgien de l'hôpital du Midi, membre de l'Académie de médecine, etc. **Leçons sur le chancre,** professées à l'hôpital du Midi, recueillies et publiées par le docteur A. FOURNIER, suivies de notes et pièces justificatives et d'un formulaire spécial. 2ᵉ édition, revue et augmentée. 1860. 1 vol. in-8 de 549 pages.   7 fr.

RIPOLL, professeur de clinique chirurgicale à l'École de médecine de Toulouse, etc. **Contribution à l'étude des hernies étranglées.** 1 vol. in-8. 1878.   4 fr.

RIZZOLI, chirurgien en chef de l'hôpital-major de Bologne, etc. **Clinique chirurgicale.** Mémoire de chirurgie et d'obstétrique. Ouvrage traduit par le docteur AN-DRÉINI. Deuxième tirage augmenté d'un appendice contenant dix-huit nouveaux mémoires de chirurgie. 1 vol. in-8 avec 121 fig. intercalées dans le texte. 187.   15 fr.

RIZZOLI. **Clinique chirurgicale.** Appendice contenant dix-huit nouveaux mémoires de chirurgie. 1 vol. in-8 avec figures intercalées dans le texte. 1877.   3 fr.

ROSENSTEIN, professeur de clinique médicale à Grœningue. **Traité pratique des maladies des reins.** Ouvrage traduit par les docteurs BOTTENTUIT et LABADIE-LAGRAVE. 1 vol. in-8 de 650 pages. 1874. 10 fr. Cartonné.   11 fr.

ROUDANOWSKI. **Études photographiques sur le système nerveux de l'homme et de quelques animaux supérieurs, d'après les coupes de tissus nerveux congelés.** In-8 de 64 pages avec atlas in-folio de 16 planches contenant 72 photographies. *Deuxième édition,* revue et corrigée.   170 fr.
     Le texte se vend séparément.   3 fr.
     Demi-reliure maroquin de l'atlas in-folio, monté sur onglets.   10 fr.

ROUDANOWSKI. **De la structure des racines des nerfs spinaux et du tissu nerveux dans les organes centraux de l'homme et de quelques animaux supérieurs.** 1 vol. in-8 avec atlas in-4 de 8 planches, contenant 72 photographies. 1876.   30 fr.

ROUVILLE (Paul de). **Carte géologique et minéralogique** du département de l'Hérault, dressée par M. PAUL DE ROUVILLE, professeur à la Faculté des sciences de Montpellier, 4 feuilles coloriées, prix :   15 fr.

ROUVIN (Charles). **La tête humaine.** Études de phrénologie et de physiognomonie appliquées aux personnages célèbres de l'antiquité et des temps modernes. 1 vol. in-8 avec 75 figures intercalées dans le texte. 1877.   6 fr.

ROUYER. **Études médicales sur l'ancienne Rome.** Les bains publics de Rome, les magiciennes, les philtres, etc. : l'avortement, les eunuques, l'infibulation, la cosmétique, les parfums, etc. 1 vol. in-8. 1859.   3 fr. 50

SABATIER (Armand), professeur agrégé de la Faculté de médecine de Montpellier, etc. **Études sur le cœur et la circulation centrale dans la série des vertébrés : anatomie et physiologie comparées; philosophie naturelle.** 1 vol. in-4 de 476 pages et 16 planches en chromolithographie. 1873. 30 fr.

SAINT-VEL, ancien médecin civil de la Martinique. **Traités des maladies intertropicales.** 1 vol. in-8 de 534 pages. 1868. 7 fr.

SAINT-VEL. **Hygiène des Européens dans les climats tropicaux, des créoles et des races colorées dans les pays tempérés.** 1 vol. in-12. 1872. 3 fr.

SAPPEY, professeur d'anatomie à la Faculté de médecine de Paris, etc. **Traité d'anatomie descriptive,** avec figures intercalées dans le texte. *Troisième édition,* revue et améliorée. 4 vol. in-8. 1876-79. 60 fr. Cartonné. 65 fr.

    Quelques exemplaires sur papier vélin. Prix : 80 fr.

SAPPEY. **Anatomie, physiologie, pathologie des vaisseaux lymphatiques,** considérés chez l'homme et les vertébrés. 1 vol. in-folio.

    AVIS. Cet ouvrage sera publié en dix livraisons. Chaque livraison comprendra quatre planches et deux feuilles de texte. Les quatre premières livraisons ont paru. La cinquième, composée de cinq planches et de trois feuilles de texte, paraîtra au mois de mai 1879. Les autres seront livrées aux souscripteurs successivement et à des intervalles assez courts pour que l'ouvrage soit terminé en 1880.

    Le prix de chaque livraison est de 20 fr.

SAPPEY. **Atlas de anatomia descriptiva.** Primera parte. Osteologia. — Arthrologia. 38 laminas. Gr. in-8 jésus con texto explicativo enfrente. 1877. Láminas negras. 15 fr.

— La misma obra colorada. 30 fr.

SAPPEY. **Atlante d'anatomia discrittiva.** Parta prima. Osteologia. — Artrologia. 38 stampes. Gr. in-8 jésus, con testo descrittivo in fronte. 1877. Stampe nere. 15 fr.

— La stessa opera colorata. 30 fr.

SAPPEY. **Atlas of descriptive anatomy.** First part. Osteology. — Arthrology. 38 plates. Gr. in-8 jésus, with descriptive text opposite. 1877. Black plates. 15 fr.

— The same work, coloured. 30 fr.

SAPPEY. **Atlas d'anatomie descriptive.** 1re partie. Ostéologie. — Arthrologie. 38 pl. Gr. in-8 jésus avec texte explicatif en regard. 1877. Pl. noires. 12 fr. 50

— Le même ouvrage colorié. 30 fr.

SÉE, professeur à la Faculté de médecine de Paris, etc. **Du diagnostic et du traitement des maladies du cœur et en particulier de leurs formes anomales.** Leçons recueillies par le docteur LABADIE-LAGRAVE (clinique de la Charité, 1874 à 1876), 1 vol. in-8. 1879. 9 fr. Cartonné. 10 fr.

SEMAL. **De la sensibilité générale et de ses altérations** dans les affections mélancoliques. In-8. 1876. 3 fr. 50

SOLARI. **Traité pratique des maladies vénériennes.** 2e édition. 1 vol. in-12 avec planches coloriées. 1878. 6 fr.

SOULIGOUX. **Étude sur les alcalins,** et de leur action physiologique sur les phénomènes de nutrition et de leur application thérapeutique. 1 vol. in-8 1878. 5 fr.

SOYRE (de). **Dans quels cas est-il indiqué de provoquer l'avortement.** In-8 de 207 pages. 1875. 4 fr.

SPERINO, professeur d'ophthalmologie à l'Université de Turin, etc. **Études cliniques sur l'évacuation répétée de l'humeur aqueuse dans les maladies de l'œil.** 1 vol. gr. in-8 de 496 pages. 1862. 6 fr.

SPRING (A.), VANLAIR et MASIUS, professeurs à l'Université de Liége. **Symptomatologie ou traité des accidents morbides.** 2 forts vol. in-8. 1868-75. 25 fr.

STOKES, professeur royal de médecine à l'Université de Dublin, etc. **Traité des maladies du cœur et de l'aorte,** ouvrage traduit par le docteur SÉNAC. In-8 de 746 pages. 1864. 10 fr.

SUCQUET (J.-P.). **Anatomie et physiologie.** Circulation du sang. D'une circulation dérivative dans les membres et dans la tête chez l'homme. Mémoire approuvé par l'Académie de médecine, séance du 18 juin 1861. In-8 et atlas de 6 planch. in-folio, dessins d'après nature par Lackerbauer. 1862. 8 fr.

SUCQUET (J.-P.). **De l'embaumement chez les anciens et chez les modernes, et des conservations pour l'étude de l'anatomie.** 1 vol. in-8. 1872. 5 fr.

TAMIN-DESPALLES. **Alimentation du cerveau et des nerfs.** 1 vol. in-8 avec 3 planches. 1873. Broché, 7 fr. Cartonné. 8 fr.

TAPRET, ancien interne des hôpitaux, etc. **Étude clinique sur la péritonite chronique d'emblée.** 1 vol. in-8. 1878. 5 fr.

TARNOWSKI. **Aphasie syphilitique.** In-8 de 131 pages. 1870. 3 fr.

TESTUT. **De la symétrie dans les affections de la peau.** Étude physiologique et clinique sur la solidarité des régions homologues et des organes pairs. 1 vol. in-8. 1877. 7 fr.

THAON. **Clinique climatologique** des maladies chroniques. 1ᵉʳ fascicule. Phthisie pulmonaire. 1 vol. in-8. 1877. 4 fr.

THOMAS, professeur à l'École de médecine de Tours. **Éléments d'ostéologie descriptive et comparée de l'homme et des animaux domestiques**, à l'usage des étudiants des écoles de médecine humaine et des écoles de médecine vétérinaire. 1 vol. in-8 accompagné d'un atlas de 12 planches. 1865. 12 fr.

THOMAS (L.). **Traité des opérations d'urgence**, précédé d'une introduction, et revu par le professeur Verneuil. 1 vol. in-12 de 505 pages avec 62 figures dans le texte, dont 19 coloriées. 1875. 7 fr. 50

THORENS. **Documents pour servir à l'histoire du pied-bot varus congénital.** In-8 de 186 pages et 1 planche. 1873. 4 fr.

TOYNBÉE (J.). **Maladies de l'oreille**, nature, diagnostic et traitement, avec un supplément par James HINTON, traduit et annoté par le docteur G. DARIN. 1 vol. in-8 de 470 pages et 99 figures dans le texte. 1874. Broc. 8 fr. 50. Cart. 9 fr. 50

TRÉLAT. **Leçons de clinique chirurgicale**, professées à l'hôpital de la Charité (1875-1876), recueillies et rédigées par le docteur CARTAZ. In-8. 1877. 3 fr.

TRIQUET. **Leçons cliniques sur les maladies de l'oreille**, ou thérapeutique des maladies aiguës et chroniques de l'appareil auditif. 1 vol. in-8 de 439 pages avec figures dans le texte. 1866. 6 fr.

TROELTSCH (de). **Traité pratique des maladies de l'oreille**, traduit de l'allemand sur la 4ᵉ édition (1868), par les docteurs A. KUHN et D. M. LÉVI. 1 vol. in-8 de 560 pages avec figures dans le texte. Broché, 7 fr. 50. Cart. 8 fr. 50

TRUCHOT, professeur de chimie, etc. **Dictionnaire des eaux minérales du département du Puy-de-Dôme.** 1 vol. in-8. 1878. 7 fr. 50

VIRCHOW, professeur d'anatomie pathologique à la Faculté de médecine de Berlin. **La syphilis constitutionnelle.** Traduit de l'allemand par le docteur Paul PICARD; édition revue, corrigée et considérablement augmentée par le professeur. 1 vol. in-8. avec figures dans le texte. 1860. 4 fr.

WARTHA, professeur à l'École polytechnique de Buda-Pesth. **Précis d'analyse qualitative, voie humide et réactions de la flamme.** 1 vol. in-18 avec figures dans le texte et 1 planche. 1877. 1 fr. 50

WECKER et LANDOLT. **Traité complet d'ophthalmologie.** Anatomie microscopique, par les professeurs J. Arnold, A. Ivanoff, G. Schwabe et W. Waldeyer. (Cet ouvrage remplace la troisième édition du traité de Wecker, prix Chateauvillard). Tome I, première partie. 1 vol. in-8 de 672 pages avec 146 figures intercalées dans le texte et 2 planches. Prix du tome I complet. 16 fr.

WECKER et JÆGER. **Traité des maladies du fond de l'œil.** 1 vol. grand in-8 accompagné d'un atlas de 29 planches en chromolithographie. 1870. 35 fr.

WELLS (S.). **Des vues longues, courtes et faibles, et de leur traitement par l'emploi scientifique des lunettes**; ouvrage traduit de l'anglais par le docteur G. DARIN. 1 vol. in-8 de 224 pages et 29 fig. intercalées dans le texte. 1874. 4 fr.

WILL, professeur de chimie, etc. **Guide pour l'analyse chimique**, à l'usage des médecins, des pharmaciens et des étudiants en chimie. Ouvrage traduit sur la 10ᵉ édition, par D. MONNIER et WALTER. 1 vol. petit in-8°, cart. 3 fr.

WILLIÈME. **Des dyspepsies dites essentielles**; leur nature et leurs transformations; théorie, pratique. 1 vol. in-8 de 620 pages. 1869. 8 fr.

WOILLEZ. **Traité clinique des maladies aiguës des organes respiratoires.** 1 vol. in-8 de 700 pages avec 93 figures intercalées dans le texte et 8 planches en chromolithographie. 1871. Broché, 13 fr. Cartonné. 14 fr.

13048. — PARIS. — IMPRIMERIE DE E. MARTINET, RUE MIGNON, 2